Beate Kuby

Der Heiler
für die
Hosentasche

Energetische Soforthilfe mit Prana

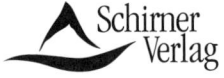
Schirner
Verlag

Die Methoden der Prana-Heilarbeit sind allesamt erprobt und hochwirksam, dennoch ersetzen sie weder Medikamente, noch ersparen sie einem den Gang zum Arzt. Die Konsultation eines Arztes ist daher in jedem Fall sinnvoll. Natürlich ist bei konsequenter Anwendung von Prana eine komplette Selbstheilung möglich. Kleine Wunder passieren bei der Arbeit mit Prana immer wieder und warten nur darauf, von Ihnen erlebt zu werden.

ISBN Printausgabe 978-3-8434-5057-7
ISBN E-Book 978-3-8434-6093-4

Beate Kuby:
Der Heiler für die Hosentasche
Energetische Soforthilfe mit Prana
© 2013 Schirner Verlag, Darmstadt

Umschlag: Murat Karaçay, Schirner, unter Verwendung von # 14712486 (Visual Concepts), # 41802747 (coldwaterman), www.fotolia.de
Redaktion und Satz: Claudia Simon, Schirner
Printed by: ren medien, Filderstadt, Germany

3. Auflage Oktober 2014

www.schirner.com

Inhalt

Vorwort

Liebe Leserin, lieber Leser,
nach 25 Jahren erfolgreicher Arbeit und Anwendung bin ich von der Prana-Heilarbeit immer noch genauso begeistert und überzeugt wie zu Anfang. Wir haben hier ein Mittel an der Hand, das uns eine erstklassige Hilfe zur Selbsthilfe gibt und somit zur gesundheitlichen Autarkie führt. Ich bin fest davon überzeugt, dass wir uns unser Hiersein, das der Erforschung unseres Seins und dem steten Wachsen unserer Seele dienen sollte, vergeuden, wenn wir uns dem ständigen Kreislauf der Erschaffung von Problemen und Krankheiten und deren ermüdender Lösung und kostenaufwendiger Auskurierung hingeben. Wer sind Sie, wenn Sie frei von Krankheit sind? Sie sind ein leuchtendes, glückliches Wesen mit einem gesunden Energiekörper, und Ihnen öffnet sich die Tür zu den Wundern des Lebens. Um diese Wunder zu erleben, sind wir ja schließlich hier, oder nicht?
Ich lehre nun auch schon seit vielen Jahren Prana und habe es klinisch und in eigener Praxis seit 1977 stets angewendet – mit großem Erfolg und ohne Nebenwirkungen. Diese wunderbare Heilmethode, die ich von unserem verehrten Grand Master Choa Kok Sui erlernen durfte sowie von seinem Nachfolger Sai Cholletti (Prana

Europe), habe ich mit meinem Wissen ergänzt und für meine Klienten weiterentwickelt. So entstand die hochwirksame Prana-Heilmethode nach Kuby, die ich Ihnen hier mit großer Freude weitergeben darf. Das Büchlein soll Ihr steter Begleiter sein, Sie können es in der Tasche überallhin mitnehmen und haben es so als Helfer stets bei der Hand. Ansonsten kommt die Prana-Heilmethode ohne jegliche Hilfsmittel aus und ist überall und jederzeit in allen Lebenslagen anwendbar. Sie benötigen lediglich einen klaren Verstand und Ihren Atem.

Körper, Kränkung, Krankheit

Ihr Körper ist wie ein Land. Und Sie sind die Regierung. Sie bestimmen, ob und wo Krieg oder Frieden herrscht, ob Ressourcen aufgebaut und verwendet werden oder ob Raubbau geschieht. Sie entscheiden über die Sinnerfüllung, Lebensfreude und den Glücksfaktor in Ihrem eigenen Land. Sie können frei darüber entscheiden, ob Sie die Hilfen, die sich Ihnen bieten, annehmen oder nicht. Seien Sie sich absolut bewusst, dass Sie kraft Ihres freien Willens selbst der Regierende Ihres Körpers sind. Niemand außer Ihnen ist dafür verantwortlich. So trägt auch niemand anderes die Schuld, wenn Sie Ihren Körper nicht richtig bedienen. Jede Krankheit haben wir selbst verursacht, weil wir Signale falsch verstanden haben und uns in Dissonanz/Disharmonie zu unserem Schwingungsfeld begeben haben. Wenn Sie hierbei an Schuld und Schuldigsein denken, nähren Sie Ihren Schmerzkörper, das Sammelbecken für Schmerz und Traumata, das einen Teil Ihres Emotionalkörpers bildet, und erweisen sich somit keinen guten Dienst. Seien Sie sich bewusst, dass es keine Schuld gibt, es gibt nur die Erfahrung an sich, sie kann negativer oder auch positiver Art sein, je nach persönlicher Wahl.

Krankheit ist eine Illusion – das ist jedem von uns ganz am Rande unseres Bewusstseins klar, nur wissen wir uns oft nicht anders zu helfen. Wo Worte nicht gehört werden, da bietet Krankheit eine Form des Selbstausdrucks. Krankheit macht abhängig und lässt abhängig sein. Krankheit ist Kommunikation. Dem kreativen Raum, seine eigene Krankheit zu kreieren, sind keine Grenzen gesetzt. Für meine Kuby-Kombi-Methode habe ich über 32 Berufsjahre inner- und außerklinisch sowie im Selbstversuch geforscht und gemeinsam mit meinen Klienten außergewöhnliche Zusammenhänge entdeckt. Eine Störung des individuellen Systems, genannt Symptom oder Krankheit, ist ein hochkomplexer, kreativer Akt des (göttlichen) Selbst. Jede Krankheit löst sich auf, wenn ihre Aussage erkannt und respektiert wird. Krankheit ist ein Freund, der heilende Wege aufzeigen will. Jeder ist für seine Krankheit selbst verantwortlich – und hier liegt die Heilungschance! Eine Krankheit ist dazu angetan, mich in meine Mitte zurückzubringen, und im Idealfall verbleibe ich dort. Eine Behandlung, bei der die Eigenverantwortung abgegeben wird, bringt auf Dauer keinen Erfolg, keine Heilung. Das weiß jeder Arzt, jeder Therapeut, jeder Heiler und jeder Patient. Heilung geschieht, wenn Sie bereit sind, sich auf Ihre Eigenverantwortung einzulassen. Dann gehen wir den Weg gemeinsam zu Ihrer (göttlichen) Mitte.

Der Mensch als Lichtwesen

Wir sind Licht, wir bestehen aus Licht, wir heilen uns durch Licht, und wir nähren uns durch Licht – das ist auch wissenschaftlich bewiesen. Das heißt, wir sind Licht- und Energiewesen. Die Zellen unseres Körpers sind energetische Verdichtungen. Unser Energiekörper besitzt eine Hauptschaltzentrale, in der die Energieversorgung und -verteilung geregelt wird, diese wird »Ajnachakra« (siehe S. 20 f.) genannt. Es sitzt ungefähr dort, wo die Hindus sich den Punkt auf die Stirn malen. Hier wird die Energie zu verschiedenen Zeiten und mit unterschiedlicher Intensität mit allen Informationen des kosmischen Energiefeldes versehen, die wir benötigen, um unseren Erdenkörper mit all seinen Funktionen aufrechtzuerhalten. Zeitgleich wird sie zu den anderen Hauptverteilerstellen des Energiekörpers, die den stofflichen Körper zusammenhalten und vitalisieren, gesendet. Wir haben unendlich viele dieser kleinen Lichtkraftwerke in und um unseren Körper herum. Das Ajnachakra sorgt für die Koordinierung dieses Systems. In der Prana-Heilmethode nach Kuby arbeiten wir im Sinne des Ajnachakras an der Wiedererlangung der energetischen und somit auch der physischen Harmonie unseres Körpers. Wenn es akute Symptome gibt, können Sie auch direkt an dieser Stelle mit goldenem Prana (siehe S. 26 f.) arbeiten. Die elegantere und effektivere Methode auf längere Sicht ist jedoch die, das zu dem jeweiligen Organsystem gehörige Hauptchakra zu behandeln. Die Chakren haben eine eigene Intelligenz und leiten die gereinigte und vitalisierte Energie in den richtigen Dosierungen an die Stellen, wo sie benötigt wird.

Hier nun eine Auflistung der Hauptenergiezentralen (Chakren) des menschlichen Körpers:

WURZELCHAKRA

SITZ: unteres Ende der Wirbelsäule (Steißbein)

BESCHREIBUNG: Unsere körperliche Entwicklungsgeschichte auf der Erde spiegelt sich in der Entstehung unserer Chakren wider. Wir hatten nicht von Anfang an alle Chakren zur Verfügung, sondern entwickelten sie entsprechend den Umweltbedingungen und unserer evolutionären und individuellen Reifung in der Menschheitsgeschichte. Unser erstes menschliches Energiezentrum als Erdenbürger ist das Wurzelchakra. Es ist unser Vitalchakra. Es sorgt für gute Ernährung mit Erd-Prana und ist in erster Linie für unseren stofflichen Körper zuständig.

KÖRPERLICHE ZUORDNUNG: Alles Rote gehört zu diesem Chakra, das heißt Blut, Muskeln, das gesamte Halte- und Bindegewebe, die Knochen mit dem Knochenmark, Gelenke, Dickdarm, Hämorrhoiden, Anus, Beckenboden, Adern. Alle Erkrankungen, die sich bei Disharmonie dort auswirken, sind über das Wurzelchakra behandelbar.

SYMPTOME: physisch: Arthritis, Rheuma, Wirbelsäulenbeschwerden, Allergien, Blutkrankheiten, langsame

Heilung von Wunden/Knochenbrüchen, Wachstums-schwierigkeiten, Leukämie, geminderte Vitalität, Herz-leiden, Gehirnerkrankungen, Hyperaktivität und Schlaf-störungen (bei überaktivem Wurzelchakra), Trägheit und Realitätsverlust sowie Suizidgefahr und/oder De-pression (bei geschwächtem Wurzelchakra)

SAKRALCHAKRA

SITZ: Schambereich, über dem Schambein

BESCHREIBUNG: Das Sakralchakra ist das zweite Chakra, das sich während unserer Entwicklungsgeschichte gebildet hat. Hier finden Zeugung und Geburt die energetische Unterstützung und Formung, damit die Menschwerdung geschehen kann. Es wird auch als unteres Zentrum der Kreativität bezeichnet, da hier die Schöpfung neuen Lebens und sein Wachstum beginnen. Es ist Sitz des männlichen und weiblichen Bewusstseins und steht auch für das Loslassen und die Neugier auf das Leben.

KÖRPERLICHE ZUORDNUNG: Blase, Gebärmutter, Eierstöcke, ableitende Harnwege, Prostata, innere und äußere Geschlechtsorgane, Hoden, Blasenschließmuskel, Vagina

SYMPTOME: physisch: Harnwegserkrankungen, Impotenz, Sterilität, vergrößerte Prostata, Störungen der Se-

xualorgane; psychisch: Probleme im Erleben der Sexu-
alität (häufig durch sexuelle Traumata wie Missbrauch),
gehemmte Kreativität, gehemmter Lebensmut, gehemmte Fähigkeit zu innerem und äußerem Wachstum,
gehemmte Fülle

MENG-MEIN-CHAKRA

BESCHREIBUNG: Das Meng-Mein-Chakra zwischen den
Nieren ist das »Pumpwerk« zwischen oberer und unte-
rer Körperhälfte und ist mit dem Wurzelchakra für den
Blutdruck verantwortlich, außerdem für die Entschei-
dung zwischen wichtig und unwichtig (im Bezug auf die
Vergangenheit). Durch die Hormonbildung in den Nie-
ren und Nebennieren sitzen hier auch die Themen Angst
und Flucht (Adrenalin). In der Praxis ist es meist so, dass
Nierenprobleme auf der emotionalen Ebene eine Ich-du-
Problematik bzw. Paarproblematik sichtbar machen.

SITZ: Körperrückseite, gegenüber dem Nabel zwischen
den Nieren

KÖRPERLICHE ZUORDNUNG: Nieren, Nebennieren
(Adrenalin-, Kortisol-, Reninproduktion), Lendenwir-
belsäule (mit Bandscheiben)

SYMPTOME: physisch: Nierenerkrankungen (Schrumpf-
niere, Nierenkoliken, Nierensteine, gestaute Nieren,
Zysten etc.), geminderte Vitalität, Blutdruckstörungen

(Bluthochdruck bei Überaktivität des Chakras, niedriger Blutdruck bei Unteraktivität), Rückenbeschwerden; psychisch: Ängste, Panik, Probleme mit dem Loslassen, Ich-du-Problematik, Partnerprobleme, Lendenwirbelsäulenprobleme bei erlebtem Missbrauch und bei Selbstmissbrauch

NABELCHAKRA

SITZ: vor dem Bauchnabel

BESCHREIBUNG: Dieses Chakra ist unser Vitalitätsspeicher, im letzten Schwangerschaftsdrittel ist es mit zu reinigen, auch während der Geburt, um einen schnellen, leichten Geburtsablauf zu gewährleisten. Alle Organe, die sich im Nabelbereich des Bauchraums befinden, werden vom Nabelchakra versorgt. Es ist der Sitz der Selbstständigkeit und der Fähigkeit, sich zu nähren und Wichtiges von Unwichtigem (im Bezug auf die Zukunft) zu trennen.

KÖRPERLICHE ZUORDNUNG: gesamter Dünndarm, Teile des Dickdarms, Blinddarm; In den Zellen des Darms sind unsere Kindheitserinnerungen gespeichert. Hier sitzt auch die Fähigkeit, sich zu nähren und Wichtiges von Unwichtigem zu trennen.

SYMPTOME: physisch: Verstopfung, Durchfall, unzureichende Nahrungsverwertung, Blinddarmentzündung,

Darmerkrankungen, erschwerte Geburten, geminderte Vitalität; psychisch: Probleme mit der Mutterbindung, Probleme mit der Erlangung der partnerschaftlichen Reife

MILZCHAKRA

SITZ: Mitte der untersten linken Rippe und entgegengesetzt

BESCHREIBUNG: Hier findet die Blutreinigung statt (Blutfilter und Blutspeicher), die Qualität unseres Blutes bestimmt die Qualität unserer Vitalität, im Blut spiegelt sich der persönliche Lebensstrom, das persönliche »Im-Fluss-Sein« wider, Blut ist der Ausdruck von Lebensfreude, aber auch von Lebensschmerz.

KÖRPERLICHE ZUORDNUNG: Milz, Blut und alles, was durch das Blut transportiert wird

SYMPTOME: physisch: gestörte Funktion der Milz, geminderte Vitalität, schlechter Immunstatus, Verunreinigung des Blutes, Blutkrankheiten; psychisch: stagnierende emotionale Prozesse, Verlust der Lebensfreude und des Selbstschutzes

SOLARPLEXUSCHAKRA

SITZ: vorderes Solarplexuschakra: Höhlung zwischen den Rippen, unter dem Brustbein; hinteres Solarplexuschakra: gegenüber dem vorderen Solarplexuschakra, untere Brustwirbelsäule

BESCHREIBUNG: Der Solarplexus, das sogenannte Sonnengeflecht, versorgt das Zwerchfell, das den Brust- vom Bauchraum trennt. Das vordere Solarplexuschakra ist zuständig für die Haut. Die Haut ist ein Art Doppelschlauch und unser größtes Organ. Sie können sicher sein, dass, wenn Sie mit Ihrer äußeren Haut Probleme haben, Ihre innere Haut im Verdauungstrakt ebenso betroffen ist und umgekehrt – wie innen, so außen. Die Haut ist das äußere und das innere Kontaktorgan zur Umwelt (auch die Nahrung ist ein körperfremder Stoff und gehört zur Auseinandersetzung mit der äußeren Welt). Zwischen der äußeren und der inneren Haut sind die Organe unseres Körpers.

Schenken wir einem Menschen unsere Aufmerksamkeit und wenden uns ihm zu, entsteht ein energetisches Band (eine energetische Autobahn in beide Richtungen) von Solarplexus zu Solarplexus. Ist das Energiegefälle zwischen zwei Personen sehr unterschiedlich oder dissonant, bemerken wir dies schnell in Form von Beschwerden und Energieverlust oder Energiestau im Bereich des vorderen Solarplexuschakras. Hier genügt ein einfacher Trick, um wieder in die eigene Energie zu gelangen: Atmen Sie tief ein und aus, und pausieren Sie kurz zwischen den Atemzügen. In den Atempausen verdichtet und stabilisiert sich Ihr energetisches System durch verstärktes Einfließen von Prana in das Chakra. Dann denken oder sagen Sie »Snick«, oder machen Sie eine wischende Bewegung mit der Hand über Ihr vorderes Solarplexuschakra, und die Verbindung ist energetisch beendet, sodass Ihnen kein weiterer Schaden entstehen kann. Im positiven Fall werden über diese Verbindung die wunderbarsten und schönsten menschlichen Gefühle ausgetauscht und erfahren.

Der Solarplexus beherbergt mehr Nervenzellen als unser menschliches Gehirn, er wird auch das »Bauchhirn« (Sitz unseres EQs) oder das emotionale Zentrum genannt, da hier die menschlichen Gefühle in Austausch gehen. Das hintere Solarplexuschakra ist der Sitz und Speicher aller vergangenen emotionalen Erfahrungen bis zum Jetzt, der sogenannte Rucksack, an dem wir oft schwer zu tragen haben. Im hinteren Solarplexuschakra spiegeln sich die emotionalen Stärken wider, aber auch der emotionale ungelöste Ballast, den wir herumtragen, im vorderen Solarplexuschakra spiegeln sich die aktuelle emotionale Situation sowie Erwartungen und Befürchtungen im Bezug auf die Zukunft wider.

KÖRPERLICHE ZUORDNUNG: vorderes Solarplexuschakra: Haare, Haut, Leber, Galle, Magen, Zwölffingerdarm, Bauchspeicheldrüse; hinteres Solarplexuschakra: Brustwirbelsäule

SYMPTOME: physisch: Atembeschwerden, Diabetes, Störungen der Bauchspeicheldrüse, Verdauungsbeschwerden, Hepatitis, Gallenblasenerkrankungen, erhöhter Cholesterinspiegel, Herzleiden (durch Zwerchfellhochstand), Verunreinigung des Blutes (durch erkrankte innere Organe), Blutkrankheiten; psychisch: psychische Erkrankungen, Probleme mit Nahrungsaufnahme (Was nährt mich? Was ist »zum Kotzen«? Was bekommt mir übel? Was ist unverdaulich? Wo geht Liebe durch den Magen?), Suchterkrankungen

HERZCHAKRA

SITZ: vorderes Herzchakra: Mitte des Brustkorbs; hinteres Herzchakra: zwischen den Schulterblättern

BESCHREIBUNG: Im unerlösten Zustand ist hier der Sitz des Allein-Seins, im erlösten Zustand befinden wir uns im Zustand des All-Eins-Seins, das heißt des göttlichen Bewusstseins, dass alles mit allem verbunden ist und einem sinnvollen, ganzheitlichen Selbsterfahrungs- und Entwicklungsprozess angehört. Sie sind ein Teil davon, so, wie wir alle. Das Gefühl des Allein-Seins ist eine Illusion. Das Herzchakra ist der Sitz des Selbstwertes und der Selbstliebe sowie der allumfassenden göttlichen lichtbezogenen Objektliebe, der sogenannten Glückseligkeit und des persönlichen Wachstums in der Schöpfung.

KÖRPERLICHE ZUORDNUNG: vorderes Herzchakra: versorgt den oberen Brustkorb, also Herz (Ort des Selbstwertes und des liebenden Gottes in uns), Lunge (auch genannt: die Flügel der Seele), Lymphgefäße (Puls der Gefühle), Bronchien (stehen für das Sich-Raum-Nehmen, für gesunde oder gehemmte Aggression), Thymusdrüse (steht für Abwehr, Wachstum, kindliches Wachstum); hinteres Herzchakra: Versorgung der oberen Brustwirbelsäule und der Lunge sowie des Herzens

SYMPTOME: physisch: Herz-Lungen-Erkrankungen, gestörter Blutkreislauf; psychisch: Burn-out, Zwangsneurosen, Ängste, Traumata, Suchterkrankungen, Zwänge, Phobien

HALSNEBENCHAKRA

BESCHREIBUNG: Das Chakra ist für das Gewebshormon Histamin zuständig (hier entstehen die roten Ohren oder die hektischen Flecken, die wir so wenig mögen). Hier befindet sich der sogenannte Asthmapunkt, der psychisch mit dem unterdrückten Ruf nach der Mutter oder der erdrückenden mütterlichen Fürsorge in Bezug gebracht wird. Hier gehen beim allergischen Schockgeschehen die Bronchien auf Engstellung und lassen wie bei Asthma auch den Menschen zwar einatmen, aber nicht mehr ausatmen; er kann sich nicht mehr äußern.

SITZ: Kuhle zwischen den Schlüsselbeinen, zwischen Herz- und Halschakra

KÖRPERLICHE ZUORDNUNG: Nebenschilddrüse, Gewebehormone (Asthmapunkt), Bronchien

SYMPTOME: physisch: Asthma, allergisches Asthma, Autoimmunkrankheiten, Erkrankungen der Nebenschilddrüse, des unteren Kehlkopfs, der oberen Speiseröhre und der oberen Bronchien, Tinnitus, Drehschwindel; psychisch: etwas sitzt mir auf der Brust, Probleme, sich selbst auszudrücken

HALSCHAKRA

SITZ: über dem Kehlkopf

BESCHREIBUNG: Das Halschakra hängt entwicklungsgeschichtlich mit dem Sakralchakra zusammen. Hier offenbart sich das Innere Kind der Welt. Es ist der Sitz des gelebten kreativen Ausdrucks des Inneren Kindes. Das Halschakra steht für den Selbstausdruck, dafür, sich eine Stimme zu geben.

KÖRPERLICHE ZUORDNUNG: Halsarterien, Stimmbänder, Kehlkopf, Speiseröhre, obere Bronchien, Kehldeckel, Mandeln, unterer Rachenraum

SYMPTOME: physisch: Sterilität, Kropf, Halsentzündung, Stimmverlust, Asthma (alle Symptome im Kehlkopf-/Halsbereich); psychisch: Depressionen, Verlust der Kreativität, gekränktes Inneres Kind, gebremster kreativer Ausdruck, Hinderung, sich selbst eine Stimme zu geben und gehört zu werden, nervöse Störungen, Unruhe, Ängstlichkeit, vegetative Dystonie

AJNACHAKRA

SITZ: zwischen den Augenbrauen

BESCHREIBUNG: Es ist das energetische Gehirn, die Hauptverteiler- und Aufnahmestelle für die anderen Chakren, das sogenannte Dritte Auge, der alles durchdringende Blick, das Tor zur Wirklichkeit, nachts auch das Tor in andere Welten, die telepathische Verbindung mit anderen, der Sitz der Intuition und des Bewusstseins.

KÖRPERLICHE ZUORDNUNG: Augen, Schädelbasis

SYMPTOME: physisch: Augenerkrankungen, alle systemischen Erkrankungen (Rheuma, Krebs, Gicht, Diabetes etc.), Schlaf-Wach-Rhythmusstörungen, Erkrankungen der Nase, Nebenhöhlen, Augen, Stirnhöhlen, des vorderen Gesichts, Tinnitus, Drehschwindel; psychisch: Störungen der Körperwahrnehmung, sich nicht einlassen können auf das Erdenleben/die aktuelle Situation, Verlust der ganzheitlichen Wahrnehmung, Depressio-

nen, Sitz der psychischen Abwehr, gestörte Ich-Wahr-
nehmung, Realitätsverlust, Demenz, Selbstpositionie-
rung im Lebenskontext

HINTERHAUPTNEBENCHAKRA

SITZ: Schädelbasis, hintere Halswirbelsäule

BESCHREIBUNG: Hierüber werden die Augen behandelt, da man sie nicht direkt energetisieren darf (zu
empfindlich). Dieses Chakra bildet den Ansatzpunkt
für Machteinwirkung und Manipulation mentaler und
psychischer Art von außen durch andere. Wenn Sie sich
manipuliert fühlen, trennen Sie hier die Verbindung zu
der Quelle der Manipulation, indem Sie mit den Fingern
einmal kurz hinter das Hinterhauptnebenchakra schni-
cken und in Gedanken »Snick« sagen.

KÖRPERLICHE ZUORDNUNG: Rückenmark, verlän-
gertes Mark, Fieberzentrum, Schädelbasis, Augen

SYMPTOME: physisch: Fieber, Sehstörungen, Erkrankungen der Augen, Ohren, des Oberkiefers, der oberen
Zähne, der Halswirbelsäule, des Atlaswirbels (Kopfdre-
her), Schäden der oberen Hals- und Schultermuskula-
tur, Schädelbruch, Schädeltraumata; psychisch: Bei Dys-
funktion des Chakras entsteht das Gefühl, neben sich
selbst zu stehen, den eigenen Willen verloren zu haben,
automatisch zu handeln, fremdbestimmt zu sein, Ge-

danken zu haben und Handlungen auszuüben, die von anderen Personen suggeriert worden sind; zwanghaftes Kreisen von Gedanken und Befehlen im Kopf sind typisch.

STIRNCHAKRA

SITZ: Mitte der Stirn

BESCHREIBUNG: Hier ist der Sitz des analytischen Denkens, der Planung, der Zielausrichtung, der Visionen, der Ort der geistigen Materialisation von Visionen; hier wird geistig materialisiert, was wir im Leben praktisch und geistig sichtbar kreieren und umsetzen.

KÖRPERLICHE ZUORDNUNG: Gehirn, Zirbeldrüse

SYMPTOME: physisch: Störung des Nervensystems, gestörter Schlaf-Wach-Rhythmus; psychisch: Orientierungslosigkeit, Konzentrationsschwäche, Gedankenjagen, Zerstreutheit, Perspektiv- und Ziellosigkeit

KRONENCHAKRA

SITZ: auf dem Kopf (wie eine Scheibe auf der Schädeldecke)

BESCHREIBUNG: Das Kronenchakra hat über sich noch drei weitere Chakren, die während der spirituellen Weiterentwicklung der Menschen in jüngerer Zeit entstanden sind. Es steht für spirituelle Kreativität, spirituelle

Kommunikation und erweiterte Wahrnehmung. Das Kronenchakra dient als Filter für alle Informationen auf allen Ebenen, es bietet Schutz vor Fremdbeeinflussung, ist Sitz der Inspiration, des sogenannten Einfalls, der Idee und somit der absoluten Wahrheit und der Erleuchtung. Im Zentrum befindet sich die Akasha-Schnur (Silberschnur), die spirituelle Anbindung an unser hohes Selbst und den göttlichen universellen Ursprung, die höchste Lichtenergie, von der wir kommen, zu der wir mit all unseren Erfahrungen immer wieder zurückkehren und in der wir uns gemeinsam selbst erfahren, mit der wir wachsen und uns weiterentwickeln, denn wir alle zusammen sind der Ursprung.

KÖRPERLICHE ZUORDNUNG: Gehirn, Hypophyse

SYMPTOME: physisch: Gehirnerkrankungen, Krankheiten der Zirbeldrüse; psychisch: emotionale, spirituelle und mentale Erkrankungen durch verunreinigte Filtersysteme und Risse in der Aura, Sitz von negativen Programmierungen, die unsere Weiterentwicklung blockieren, indem sie uns daran hindern, einen Überblick zu gewinnen.

Der Mensch – Sender und Empfänger

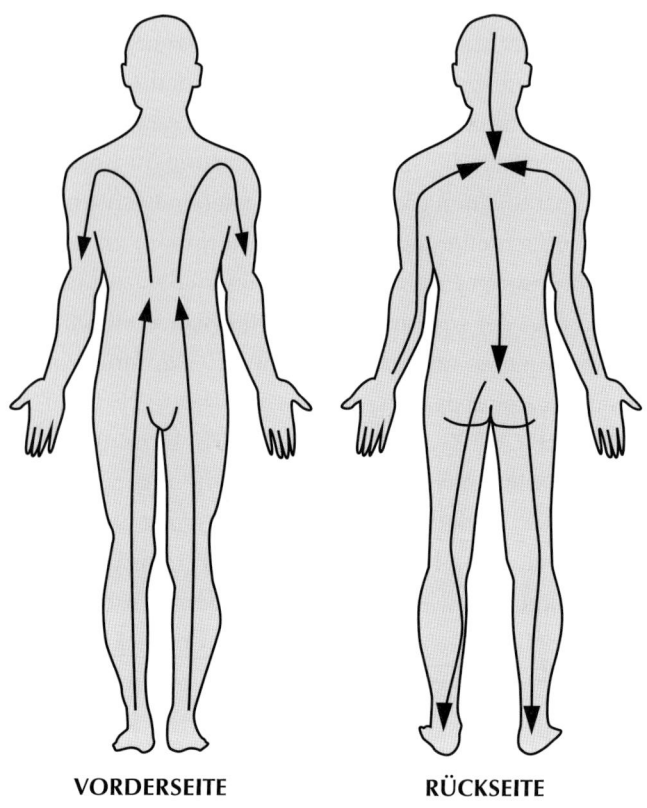

VORDERSEITE   **RÜCKSEITE**

So, wie die großen Flüsse unserer Erde das Land mit Wasser versorgen, so versorgen auch die Blut- und Lymphbahnen unseren physischen Körper. Auch der energetische Körper besitzt solche Bahnen, die wir Energiemeridiane nennen. Stellen Sie sich einmal vor den Spiegel, und heben Sie die Arme. Alles, was Sie vor sich sehen, wird von unten nach oben über den Yin-Meridian energetisch versorgt. Ihre gesamte Rückseite wird vom Yang-Meridian von oben nach unten versorgt. Über den Yin-Meridian nehmen wir verstärkt Erd-Prana mit all den darin enthaltenen Informationen auf. Die Vitalenergie und die Informationen, die wir für unser Erdendasein benötigen, entnehmen wir und senden die gesamten Informationen außerdem weiter in den Kosmos. Wir sind Erdsender. Umgekehrt verhält es sich mit dem Yang-Meridian, durch ihn erhalten wir als Empfänger aus dem Kosmos vitalisierende Energie und Informationen und leiten diese außerdem an die Erde weiter. Alles, was ragt, hat diese Sender- und Empfängerfunktion.

Von dem Energiekörper, den Chakren und dem goldenen Prana

Prana, Chi, Od und Odem meinen das Gleiche, nämlich die Lichtenergie, die uns durchdringt, unseren Körper zum Leben erweckt und die uns unendlich zu eigen ist. Wir formen diese Energie zu unserem Körper, unserem Handeln und zu der Wirklichkeit, die uns umgibt. Prana ist unendlich formbar und in unendlichen Formen einsetzbar. Es ist ausschließlich möglich, es in guter Absicht zu nutzen. Mit negativer, manipulativer, destruktiver Energie ist es nicht vereinbar. Prana ist unverfälschte Schöpfungsenergie, die alles ins Gute, Klare und Reine wandelt. Es wirkt harmonisch ordnend auf alle lebendigen Prozesse und ist somit das Mittel der Wahl, um Disharmonien auf allen Ebenen unseres Seins aufzulösen und wieder ihrer natürlichen, harmonischen Schwingung zuzuführen. Prana reinigt und klärt sich selbst in einem stetigen Prozess. Wird Prana von bewussten Körpern genutzt und angewendet, können diese Körper zur sogenannten Erleuchtung gelangen. Menschen, denen der Umgang und die Arbeit mit Prana zum Wohle des Ganzen intensiv vertraut ist, entwickeln in den Kopfchakren und in der gesamten Aura das transformierte goldene Heil-Prana. Vor nicht langer Zeit konnten noch alle Menschen die Aura sehen, deshalb wurde das Wort »Erleuchtung« geprägt und auf Gemälden der sogenannte Heiligenschein dargestellt, der ein deutlich sichtbares goldenes Kronenchakra (die spirituelle Anbindung an den göttlichen Ursprung) zeigt. Die am höchsten schwingende Form unseres Energiekörpers stellt sich als goldenes Licht und als vollkommen harmonische Schwingungsenergie dar. Mit dieser Energie arbeiten wir in der Prana-Heilmethode nach Kuby. Es kann bei der Anwendung der Methode immer wieder in kurzer Zeit eine sonst nicht natürlich erreichbare immense Schwingungserhöhung des Energiekörpers beobachtet werden, die es sogar möglich macht, dass schwere Erkrankungen spontan geheilt werden.

Prana ist feinstoffliche Energie- und Heilnahrung der Erde, des Wassers, der Luft, der Sonne und des Kosmos für unser feinstoffliches und stoffliches Sein.

Gold als Element und Energieform

Gold ist das spirituelle Metall. Es war früher nur den Göttern vorbehalten und schmückte heilige Meditations- und Gebetsräume. Es stellte die reine und heilende Verbindung zu unserer göttlichen Ebene her und gab den Menschen Kraft und Gesundheit, um ihren Alltag unter allen Lebensumständen zu bewältigen. Später banden Herrscher Menschen über das Gold an sich, erhöhten sich selbst zu Mittlern zwischen der menschlichen und der göttlichen Ebene und missbrauchten das Gold und die Spiritualität der Menschen, deren Wunsch nach höherer Führung.

Gold wird auf der stofflichen Ebene als Metall und als gelöstes Metall eingesetzt. Es ist in der Lage, Krankheitsgeschehen in die Heilung zu bringen, und es wirkt ausgezeichnet antidepressiv und psychisch stabilisierend und stärkend. Gold ist der Sonne zugeordnet und ist Träger der Sonnenenergie (Yang).

Gold wirkt heilend auf alle Chakren, besonders wohltuend wirkt es allerdings im Halsbereich. Gold hilft bei Erkrankungen des Herzens ebenso wie bei Gicht und Rheuma. Ebenfalls verbessert es den Stoffwechsel, die Nahrungsaufnahme und das Essverhalten, und es regelt die Hormonproduktion.

Auf psychischer Ebene fördert Gold bei seinem Träger Selbstbewusstsein, und es ermöglicht den dauerhaften Vollbesitz der geistigen, emotionalen und körperlichen Kräfte.

Silber als Element und Energieform

Silber wird seit Urzeiten als Medikament eingesetzt, z. B. träufelt man noch heute Neugeborenen Silbernitrat in die Augen als Schutz vor Ansteckung eventueller Geschlechtskrankheiten der Mutter. Kolloidales Silber (reines im Wasser gelöstes Silber) findet breite Anwendung zur Behandlung aller Lebewesen. Es wirkt ausgezeichnet gegen alle Arten von Pilzen, Viren sowie Bakterien. Es wird erfolgreich bei Allergien (auch Heuschnupfen), Arthritis, Rheuma, Diabetes und eine Reihe anderer Erkrankungen verwendet. Es lässt sich im Magen-Darm-Bereich ebenso gut einsetzen wie zur Bekämpfung der Symptome einer gewöhnlichen Erkältung. Es ist nebenwirkungsfrei und kann antibiotisch eingesetzt werden. Silber ist der Yin-Kraft, dem Mond und dem weiblichen Prinzip zugeordnet.

Gold und Silber in Kombination mit Prana-Heilarbeit

Da wir wissen, seit wir das homöopathische Prinzip und auch die Bioresonanztheorie kennen, dass die richtige

Schwingung heilt, können wir uns mittels Prana-Arbeit direkt in die heilende Schwingung von reinem Silber und reinem Gold begeben und haben so ein ausgezeichnetes Mittel zur Selbstheilung an der Hand.

Anwendung von goldenem Prana

Goldenes Prana-Licht ist die erlöste und transformierte Energie allen Leids, sei es auf der mentalen, spirituellen, physischen oder psychischen Ebene. Goldenes Prana erinnert uns an unser Heilsein auf allen Ebenen und schwingt uns zurück in diesen Zustand. Indem wir zur Behandlung das bereits transformierte goldene Licht benutzen, erzeugen wir ein bewusstes Energiefeld der Ganzheitlichkeit und des Geheiltseins, wir gehen in den geheilten Zustand, um unser System dazu zu bewegen, sich wieder mit diesem Zustand zu verbinden. So geben wir uns selbst die Hilfe zur Selbstheilung, denn unser System heilt sich in jedem Falle gerne auch mit Anstoß von außen selbst. Die Selbstheilung findet nur dann statt, wenn sie erwünscht und akzeptiert wird.

Um sich für die Selbstheilung mit goldenem Prana zu verbinden, müssen Sie es sich nicht unbedingt vorstellen können, es reicht auch, wenn Sie innerlich klar »goldenes Prana« formulieren. Die Energie steht Ihnen sofort zur Verfügung. Sie beinhaltet den erlösten Zustand aller Disharmonien und wirkt ordnend und heilend bei sämtlichen Erkrankungen des menschlichen Körpers, des emotionalen, mentalen und geistigen Systems. Sie benötigen zur Arbeit mit goldenem Prana keine Vorkenntnisse. Wer in Meditations- und Konzentrationsübungen geübt ist, dem wird es sicherlich ein wenig leichter fallen, die »Affen im Kopf«, das heißt umherschwirrende Gedanken und Bewertungen, zur Seite zu schieben, um sich ganz für die Prana-Arbeit zu öffnen. Ziehen Sie sich zur Arbeit mit Prana an einen ruhigen, ungestörten, harmonischen Ort zurück. In Notfällen blenden Sie mental einfach die Umgebung aus und konzentrieren sich ganz auf Ihr Tun, so arbeiten Sie am effektivsten. Haben Sie eine Krankheit, so fragen Sie sich: »Warum habe ich diese Krankheit (das Erste, das Ihnen dazu einfällt – die Inspiration – wird Ihnen den richtigen Hinweis liefern), wo schadet mir die Krankheit, wo nützt sie mir, will ich sie behalten (Krankheitsgewinn), will ich sie hergeben, wenn ja, was will ich dafür eintauschen?« Krankheit fordert uns grundsätzlich zu einem Prozess der Veränderung auf. Ob Sie diese Aufforderung annehmen und umsetzen wollen, liegt ganz an Ihnen. So entscheiden Sie auch, ob Sie die jeweilige Krankheit fördern, unterdrücken oder in Weiterentwicklung wandeln wollen. Sie haben das Recht, ohne Wertung aus den drei Möglichkeiten für sich zu wählen. Wenn Sie sich eindeutig für die Wandlung der Krankheit in einen persönlichen Fortschritt entschieden haben, können Sie mit der Selbstbehandlung beginnen.

Anwendung von silbernen Prana

Silbernes Prana – ich nenne es auch »Mondlicht-Prana«, weil ich mich bei dessen Weitergabe mental und energetisch mit dem Mond verbinde – wirkt schmerzlindernd, und gegen alle Eindringlinge, die nicht in unser Körpersystem gehören. Behandeln Sie sich immer zuerst mit goldenem Prana, dann die befallenen Stellen im Körper noch einmal mit dem kühlenden silbernen Prana. Führen Sie die Selbstbehandlung wie im Kapitel »Anwendung von goldenem Prana« durch. Um sich mit silbernem Prana zu verbinden, formulieren Sie innerlich oder laut »silbernes Prana«.

Grundregeln zur Selbstbehandlung

Nun zu Ihren Krankheiten, die Sie behandeln können, die betreffenden Chakren und die dazugehörigen Affirmationen. Den Sitz der Chakren entnehmen Sie der Skizze.

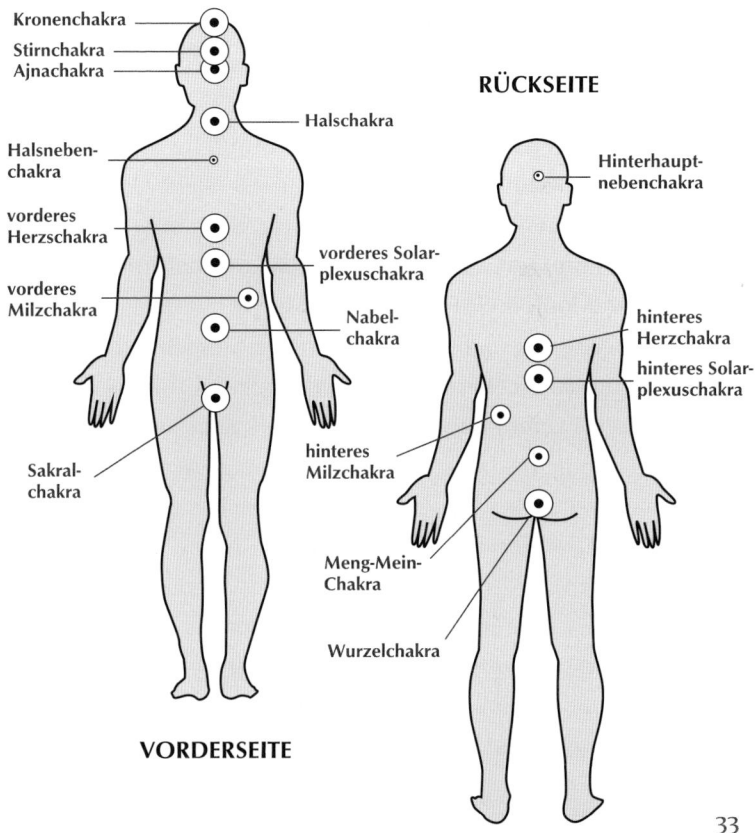

RÜCKSEITE

Kronenchakra

Stirnchakra

Ajnachakra

Halschakra

Halsneben-chakra

Hinterhaupt-nebenchakra

vorderes Herzchakra

vorderes Solar-plexuschakra

vorderes Milzchakra

Nabel-chakra

hinteres Herzchakra

hinteres Solar-plexuschakra

hinteres Milzchakra

Sakral-chakra

Meng-Mein-Chakra

Wurzelchakra

VORDERSEITE

Um ein Chakra wahrzunehmen, reicht es, auch ohne dessen genauen Sitz zu wissen, sich mental damit zu verbinden. Dies geschieht, wenn Sie das Chakra beim Namen nennen.

Fangen Sie immer an der Vorderseite des Körpers an. Arbeiten Sie von unten nach oben im Verlauf des Yin-Meridians. Gehen Sie dann weiter zur Rückseite des Körpers, und behandeln Sie die Chakren im Verlauf des Yang-Meridians von oben nach unten. So unterstützen Sie Ihr energetisches System sinnvoll durch Ihr logisches und konsequentes Handeln. Halten Sie sich nicht an diese einfache Regel, kann es zu energetischen Schwankungen kommen, die sich bemerkbar machen in Form von Herzklopfen, Schweißausbrüchen, Schwindelgefühlen, Unruhe oder Schwäche. Behandeln Sie sich selbst so lange und so oft, bis Sie sich wieder gesund fühlen. Bei schweren Erkrankungen ist es sinnvoll, sich nach Wiedererlangung der Gesundheit noch einige Wochen bis Monate weiter selbst zu behandeln zur Erhaltung und Manifestation Ihrer Gesundheit.

Haben Sie vor – was ich persönlich am allerbesten finde –, Ihre Chakren regelmäßig selbst präventiv zu reinigen und zu energetisieren, werden Sie gar nicht erst krank. Sie betreiben gute Selbstfürsorge, arbeiten vorbeugend an sich selbst und können sich mit den Dingen befassen, die in Ihrem Leben wirklich wichtig sind. Es wartet noch viel Schönes in Ihrem Leben auf Sie, das immer schon da war, das Sie aber jetzt erst entdecken. Ich wünsche Ihnen viel Freude dabei.

Die Aktivierung positiver Glaubenssätze

Im Laufe unseres Lebens erhalten wir viele negative Aussagen und Informationen mentaler, physischer und psychischer Art, die sich in unserem Unterbewusstsein ablagern. Es handelt sich dabei nicht um unsere eigenen lebensbejahenden Glaubenssätze, welche uns befähigen, hier zu sein, sondern es handelt sich um negative Glaubensmuster und Schatten, das heißt unerlöste Energie von anderen Personen. In Augenblicken des Schreckens, des Schocks, der emotionalen Betroffenheit und auch in Narkose nehmen wir diese negativen Energien anderer besonders häufig und intensiv auf, da unser Energiefeld sich in diesen Situationen stark zusammenzieht und uns anfällig für Infiltrierung auf allen Ebenen macht. Sie können davon ausgehen, dass Sie so gut wie alle negativen Glaubenssätze, Körperempfindungen und Gedanken aus Ihrem Umfeld unabsichtlich übernommen haben. Eine einfache und hochwirksame Methode, sich von diesen Energien zu befreien, ist die Arbeit mit Hypnose oder mit der Prana-Heilmethode nach Kuby. Atmen Sie die negative Information, die Sie geistig, emotional, körperlich oder spirituell daran hindert, ganz Sie selbst zu sein, mittels goldenem Prana durch Ihr Wurzelchakra tief hinein in die Erde, wo sie aufgelöst und transformiert wird. Beim Einatmen verwenden Sie gold-violettes Prana (siehe S. 66 ff.), das Sie über Ihre Solarplexuschakren, Herzchakren und Ihr Kronenchakra in der gesamten Aura verteilen. Dabei können Sie sich an die Informationen halten, die ich Ihnen hier zu den verschiedenen Symptomen vorschlage. Sie können aber auch Ihre eigenen positiven Affirmationen wählen, um Ihre Ressourcen wieder zu aktivieren. Wichtig ist hierbei lediglich, dass Sie keine Verneinungen benutzen und Ihren positiven Glaubenssatz ins Hier und Jetzt holen, damit Sie ihn in Ihr Leben übernehmen können. Indem Sie die positiven Glaubenssätze ins Hier und Jetzt holen, manifestieren Sie sie bereits wie einen Magnet, der die positive Umformung Ihrer Wirklichkeit unwiderstehlich anzieht. Diese Methode ist einfach und funktioniert wunderbar. Ich wünsche Ihnen viel Erfolg beim Arbeiten. Sie sind es wert!

Körperliche Symptome von A bis Z mit den zu behandelnden Chakren und den dazugehörigen Affirmationen

Akne (leichte Form)

Hals-, Ajna-, Wurzelchakra
»Ich bin in mir selbst geschützt und geborgen.«

Akne (schwere Form)

Sakral-, Nabel-, vorderes Solarplexus-, Hals-, Ajna-, hinteres Solarplexus-, Wurzelchakra
»Ich bin keine Zumutung, ich darf mich zumuten.«

akute Blinddarmentzündung

Sofort zum Arzt!, Nabel-, vorderes Solarplexus-, Hals-, Ajna-, Stirn-, Kronen-, Hinterkopfneben-, hinteres Solarplexus-, Wurzelchakra
»Ich bin in meiner Kindheit geborgen.«

Allergie

vorderes Solarplexus-, vorderes Herz-, Ajna-, hinteres Herz-, hinteres Solarplexus-, Wurzelchakra
»Ich bin vollkommen frei und unabhängig.«

Anämie

Nabel-, vorderes Solarplexus-, vorderes Herz-, Ajna-, hinteres Herz-, hinteres Solarplexus-, Wurzelchakra

»Ich bin nur für mich selbst verantwortlich.«

angeborener Herzfehler

Nabel-, vorderes Solarplexus-, vorderes Herz-, Hals-, Ajna-, Stirn-, Kronen-, hinteres Herz-, hinteres Solarplexus-, Wurzelchakra

»Ich bin in Liebe geborgen.«

Arterienverkalkung

Sakral-, Nabel-, vorderes Solarplexus-, vorderes Herz-, Hals-, Ajna-, Stirn-, Kronen-, hinteres Herz-, hinteres Solarplexus-, Wurzelchakra

»Ich bin flexibel und entspannt.«

Arthritis & Rheuma

Nabel-, vorderes und hinteres Solarplexus-, Wurzelchakra

»Ich bin anerkannt, sicher und in Wohlwollen geborgen.«

Asthma

vorderes Solarplexus-, vorderes Herz-, Hals-, Ajna-, hinteres Herz-, hinteres Solarplexus-, Wurzelchakra

»Ich bin geliebt, ohne Bedingung und ohne Preis.«

Augeninfektion

Nabel-, vorderes Solarplexus-, vorderes Herz-, Hals-, Ajna-, hinteres Herz-, hinteres Solarplexus-, Wurzelchakra

»Ich bin neugierig und voller Freude auf alles, was kommt.«

Bandscheibenvorfall & Ischias

Nabel-, vorderes Solarplexus-, vorderes und hinteres Herz-, hinteres Solarplexus-, Wurzelchakra

»Ich bin leicht und frei und gehe meinen eigenen Weg.«

Bauchschmerzen

Nabel-, vorderes und hinteres Solarplexuschakra

»Ich bin im Fluss des Lebens sicher und geborgen.«

Bindehautentzündung

vorderes Solarplexus-, vorderes Herz-, Ajna-, Stirn-, Kronen-, Hinterkopfneben-, hinteres Herz-, hinteres Solarplexuschakra

»Ich betrachte mich selbst voller Anerkennung und Wärme.«

Blasenentzündung

Sakral-, Nabel-, vorderes und hinteres Solarplexus-,
Wurzelchakra

*»Gerne lasse ich jetzt alle alten Dramen los, ich bin
glücklich.«*

Bronchitis

Nabel-, vorderes Solarplexus-, vorderes Herz-, Hals-,
Ajna-, hinteres Herz-, hinteres Solarplexus-, Wurzelchakra

*»Ich bin in meinem eigenen Territorium entspannt und
in Sicherheit.«*

chronischer Husten

Nabel-, vorderes Solarplexus-, vorderes Herz-, Hals-,
Ajna-, hinteres Herz-, hinteres Solarplexus-, Wurzelchakra

»Ich bin anerkannt, meine Botschaften finden Gehör.«

chronische Erkrankungen

Nabel-, vorderes Solarplexus-, vorderes Herz-, Ajna-,
Stirn-, Kronen-, Hinterkopfneben-, hinteres Herz-,
hinteres Solarplexus-, Wurzelchakra

*»Ich bin jeden Tag mehr und mehr gesegnet mit hilfrei-
chen, positiven Lebensentwürfen, und ich gehe einen
neuen Weg.«*

Diabetes (durch Insulinmangel)

Nabel-, vorderes Solarplexus-, vorderes Herz-, Hals-, Ajna-, Stirn-, Kronen-, Hinterkopfneben-, hinteres Herz-, hinteres Solarplexus-, Wurzelchakra

»Ich bin von der Süße des Lebens erfüllt und geborgen.«

Diabetes (durch Insulinverwertungsstörung)

Nabel-, vorderes Solarplexus-, vorderes Herz-, Hals-, Ajna-, Stirn-, Kronen-, Hinterkopfneben-, hinteres Herz-, hinteres Solarplexus-, Meng-Mein-, Wurzelchakra

»Ich bin von der Süße des Lebens erfüllt und geborgen.«

Durchfall

Nabel-, vorderes und hinteres Solarplexuschakra

»Ich bin gereinigt und frei für Neues.«

Eierstockzysten

Sakral-, Nabel-, vorderes Solarplexus-, Hals-, Ajna-, Kronen-, hinteres Solarplexus-, Wurzelchakra

»Ich bin als Frau im Frauenland zu Hause, ich bin stark und erfüllt.«

Ekzem

Nabel-, vorderes und hinteres Solarplexus-, Wurzelchakra

»Ich bin eingeladen, dabei zu sein, meine Grenzen sind sicher.«

Epilepsie

Nabel-, vorderes Solarplexus-, vorderes Herz-, Hals-, Ajna-, Stirn-, Kronen-, Hinterkopfneben-, hinteres Herz-, hinteres Solarplexus-, Wurzelchakra

»Ich bin sicher und geschützt vor allen Unwettern.«

Erbrechen

Nabel-, vorderes und hinteres Solarplexuschakra

»Ich bin richtig genährt und frei von allen störenden Einflüssen.«

erkrankte Herzkranzgefäße

Nabel-, vorderes Solarplexus-, vorderes Herz-, Hals-, Ajna-, Stirn-, Kronen-, hinteres Herz-, hinteres Solarplexus-, Wurzelchakra

»Ich bin mit großer Freude im Fluss des Lebens geborgen.«

Fieber

Nabel-, vorderes Solarplexus-, vorderes Herz-, Hals-,
Ajna-, Stirn-, Kronen-, Hinterkopfneben-, hinteres
Herz-, hinteres Solarplexus-, Wurzelchakra
»Ich bin in meiner Entwicklung geleitet und geschützt.«

Gallensteine

vorderes und hinteres Solarplexuschakra
»Ich bin frei von allen alten Mustern.«

Gehirnentzündung & Hirnhautentzündung

Sakral-, Nabel-, vorderes Solarplexus-, vorderes Herz-,
Hals-, Ajna-, Stirn-, Kronen-, Hinterkopfneben-, hinteres Herz-, hinteres Solarplexus-, Meng-Mein-, Wurzelchakra
»Ich bin gelassen und erwünscht, so, wie ich bin.«

Gicht

Nabel-, vorderes Solarplexus-, Hals-, Ajna-, Stirn-, Kro-
nen-, Hinterkopfneben-, hinteres Solarplexus-, Meng-
Mein-, Wurzelchakra
»Flexibel und locker gehe ich meinen eigenen Weg.«

Grauer Star

Sakral-, Nabel-, vorderes Solarplexus-, vorderes Herz-, Hals-, Ajna-, Stirn-, Kronen-, hinteres Herz-, hinteres Solarplexus-, Wurzelchakra

»Ich betrachte die Welt mit liebendem Herzen.«

Grippe

Nabel-, vorderes Solarplexus-, vorderes Herz-, Hals-, Ajna-, hinteres Herz-, hinteres Solarplexus-, Wurzelchakra

»Ich bin ermächtigt, mein Schicksal in die Hand zu nehmen.«

Grüner Star

Nabel-, vorderes Solarplexus-, vorderes Herz-, Hals-, Ajna-, Stirn-, Kronen-, Hinterkopfneben-, hinteres Herz-, hinteres Solarplexus-, Wurzelchakra

»Ich blicke voller Freude auf die Schöpfung und mein Leben.«

Haarausfall

Sakral-, Nabel-, vorderes Solarplexus-, Hals-, Ajna-, Hinterkopfneben-, hinteres Solarplexus-, Wurzelchakra

»Ich bin in liebendem Kontakt mit meinen geistigen Helfern.«

Halsentzündung

Nabel-, vorderes Solarplexus-, vorderes Herz-, Hals-,
Ajna-, Stirn-, Kronen-, Hinterkopfneben-, hinteres
Herz-, hinteres Solarplexus-, Wurzelchakra
*»Ich bin frei, meine Stimme zu nutzen, meine Meinung
zu sagen und meine Kreativität zu leben.«*

Hämorrhoiden

Nabel-, vorderes Solarplexus-, vorderes und hinteres
Herz-, hinteres Solarplexuschakra
»Ich bin ich, befreit von Zwängen und Ballast.«

Hautirritation

vorderes Solarplexus-, Ajna-, hinteres Solarplexus-,
Wurzelchakra
»Ich bin in Liebe und Harmonie geborgen.«

Herzklappenfehler

Nabel-, vorderes Solarplexus-, vorderes Herz-, Hals-,
Ajna-, Stirn-, Kronen-, hinteres Herz-, hinteres Solar-
plexus-, Wurzelchakra
*»Ich bin im Rhythmus des Lebens, sicher und getra-
gen.«*

Herzrhythmusstörungen

Nabel-, vorderes Solarplexus-, vorderes Herz-, Hals-, Ajna-, Stirn-, Kronen-, hinteres Herz-, hinteres Solarplexus-, Wurzelchakra

»Ich bin anerkannt und geliebt, so, wie ich bin.«

hoher Blutdruck

vorderes Solarplexus-, vorderes Herz-, Hals-, Ajna-, Stirn-, Kronen-, Hinterkopfneben-, hinteres Herz-, hinteres Solarplexus-, Meng-Mein-, Wurzelchakra

»Ich bin frei von allen Erwartungen, ich vergebe mir und anderen.«

hoher Cholesterinspiegel

Nabel-, vorderes Solarplexus-, vorderes Herz-, Ajna-, Stirn-, Kronen-, Hinterkopfneben-, hinteres Herz-, hinteres Solarplexus-, Wurzelchakra

»Ich bin mit Licht und Leichtigkeit genährt.«

Hornhauttrübung

Ajna-, Stirn-, Kronen-, Hinterkopfnebenchakra

»Ich bin von Freude und Glück umgeben.«

Impotenz

Sakral-, Nabel-, vorderes Solarplexus-, vorderes Herz-, Hals-, Ajna-, Kronen-, hinteres Herz-, hinteres Solarplexus-, Wurzelchakra

»Ich bin göttlich in meiner Kreativität.«

Innenohrentzündung

Nabel-, vorderes Solarplexus-, vorderes Herz-, Hals-, Ajna-, Hinterkopfneben-, hinteres Herz-, hinteres Solarplexus-, Wurzelchakra

»Ich bin eins mit dem Klang des Universums.«

Juckreiz

vorderes und hinteres Solarplexus-, Wurzelchakra

»Ich bin bereit für den nächsten Schritt.«

Kehlkopfentzündung

Nabel-, vorderes Solarplexus-, vorderes Herz-, Hals-, Ajna-, Stirn-, Kronen-, Hinterkopfneben-, hinteres Herz-, hinteres Solarplexus-, Wurzelchakra

»Ich werde erhört, wo auch immer ich bin.«

Kopfschmerzen

vorderes Solarplexus-, Ajna-, Stirn-, Kronen-, Hinterkopfneben-, hinteres Solarplexuschakra
»Ich wende mich in Liebe an die Ureltern, Mutter Erde und Vater Himmel, und hole mir aus der Quelle, was ich jetzt für mich und mein Leben benötige, ich bin voller Dankbarkeit für mein Leben.«

Krampfadern

Sakral-, Nabel-, vorderes Solarplexus-, vorderes und hinteres Herz-, hinteres Solarplexus-, Wurzelchakra
»Ich bin auf meinem Lebensweg leicht und frei unterwegs.«

Krebs

vorderes Solarplexus-, vorderes Herz-, Ajna-, hinteres Herz-, hinteres Solarplexus-, Meng-Mein-, Wurzelchakra
»Ich bin ermächtigt, mein Leben ohne Bedingung und ohne Preis anzunehmen und zu genießen.«

Kurzsichtigkeit

Ajna-, Stirn-, Kronen-, Hinterkopfnebenchakra
»Ich bin verbunden mit einer goldenen Zukunft.«

Leukämie

Sakral-, Nabel-, vorderes Solarplexus-, vorderes Herz-,
Hals-, Ajna-, Stirn-, Kronen-, Hinterkopfneben-, hinteres
Herz-, hinteres Solarplexus-, Meng-Mein-, Wurzelchakra
*»Ich bin voller Kraft und Lebensfreude, ich bin nur für
mich selbst verantwortlich.«*

Lungenentzündung

Nabel-, vorderes Solarplexus-, vorderes Herz-, Hals-,
Ajna-, hinteres Herz-, hinteres Solarplexus-, Wurzel-
chakra
»Ich bin ein Kind des Windes und vollkommen frei.«

Magen-Darm-Geschwür

Nabel-, vorderes Solarplexus-, vorderes und hinteres
Herz-, hinteres Solarplexus-, Wurzelchakra
*»Ich befreie mich jetzt von allen Erwartungen und An-
sprüchen anderer, in Liebe nehme ich mein Inneres Kind
zu mir zurück.«*

Magen-Darm-Infekt

Nabel-, vorderes Solarplexus-, vorderes Herz-, Hals-,
Ajna-, Stirn-, Kronen-, Hinterkopfneben-, hinteres
Herz-, hinteres Solarplexus-, Wurzelchakra
*»Ich bin als Kind und als Erwachsener geschützt und in
Sicherheit.«*

Mandelentzündung

Nabel-, vorderes Solarplexus-, vorderes Herz-, Hals-, Ajna-, Stirn-, Kronen-, Hinterkopfneben-, hinteres Herz-, hinteres Solarplexus-, Wurzelchakra

»Ich bin in der Lage, meine eigene Meinung zu vertreten.«

Migräne

vorderes Solarplexus-, vorderes Herz-, Ajna-, Stirn-, Kronen-, hinteres Herz-, hinteres Solarplexuschakra

»Ich bin als Frau/Mann anerkannt und geborgen, ich bin meinen Eltern jetzt dankbar für mein Leben.«

Mittelohrentzündung

Nabel-, vorderes Solarplexus-, Hals-, Ajna-, Hinterkopf-neben-, hinteres Herz-, hinteres Solarplexus-, Wurzel-chakra

»Ich bin wertvoll und mit liebenden Worten bedacht.«

Mumps

Ajna-, Stirn-, Kronen-, Hinterkopfneben-, hinteres Herz-, hinteres Solarplexus-, Wurzelchakra

»Ich bin immer genährt, das Leben trägt.«

Muskelzerrung

Nabel-, Wurzelchakra

»Ich bin im Fluss des Lebens, immer am richtigen Ort zur richtigen Zeit.«

Myom

Sakral-, Nabel-, vorderes Solarplexus-, Hals-, Ajna-, Kronen-, hinteres Solarplexus-, Wurzelchakra

»Ich bin ein kreativer Schöpfergott, ich lasse das Göttliche in mir jetzt in Erscheinung treten.«

Nahrungsmittelvergiftung

Nabel-, vorderes und hinteres Solarplexuschakra

»Ich bin heilend und liebend genährt, alles, was mir nicht guttut, lasse ich jetzt los.«

niedriger Blutdruck

vorderes Solarplexus-, Hals-, Ajna-, Hinterkopfneben-, hinteres Solarplexus-, Meng-Mein-, Wurzelchakra

»Ich bin kraftvoll und zugehörig, mein Platz ist sicher.«

Nierenentzündung

vorderes Solarplexus-, Hals-, Ajna-, Stirn-, Kronen-, Hinterkopfneben-, hinteres Solarplexus-, Meng-Mein-, Wurzelchakra

»Ich bin in allen Beziehungen in Freude anerkannt und geliebt.«

Nierensteine

Sakral-, vorderes Solarplexus-, Hinterkopfneben-, hinteres Solarplexus-, Meng-Mein-Chakra

»Ich bin unabhängig und frei, die richtigen Partner für mich zu wählen.«

Ohrmuschelentzündung

Nabel-, vorderes Solarplexus-, vorderes Herz-, Hals-, hinteres Herz-, hinteres Solarplexus-, Wurzelchakra

»Ich bin offen für die richtigen Informationen.«

Parkinson

Sakral-, Nabel-, vorderes Solarplexus-, vorderes Herz-, Hals-, Ajna-, Stirn-, Kronen-, Hinterkopfneben-, hinteres Herz-, hinteres Solarplexus-, Meng-Mein-, Wurzelchakra

»In fließender Glückseligkeit nehme ich das Leben und meinen Körper an, ich bin frei.«

Regelschmerzen

Sakral-, Nabel-, vorderes und hinteres Solarplexus-, Wurzelchakra

»Ich bin erwünscht, geborgen und geliebt, so, wie ich bin.«

rheumatische Arthritis

Nabel-, vorderes Solarplexus-, vorderes Herz-, Hals-, Ajna-, Stirn-, Kronen-, Hinterkopfneben-, hinteres Herz-, hinteres Solarplexus-, Wurzelchakra

»Ich bin frei von Schikane und Erstarrung, ich bin, wer ich bin, und ich gehe meinen Weg.«

Rückenverletzung

Nabel-, vorderes und hinteres Solarplexus-, Wurzelchakra

»Ich bin frei von allen Verletzungen und allem Ballast der Vergangenheit, ich gehe leicht und freudig voran.«

Schielen

Ajna-, Stirn-, Kronen-, Hinterkopfnebenchakra

»Ich bin voller Freude im großen Raum des Lebens geborgen.«

Schilddrüsenüberfunktion

Nabel-, vorderes Solarplexus-, vorderes Herz-, Hals-,
Ajna-, Stirn-, Kronen-, Hinterkopfneben-, hinteres
Herz-, hinteres Solarplexus-, Wurzelchakra
»Ich bin gelassen und frei, meine Ideen in die Tat umzusetzen.«

Schilddrüsenunterfunktion

Nabel-, vorderes Solarplexus-, vorderes Herz-, Hals-,
Ajna-, Stirn-, Kronen-, Hinterkopfneben-, hinteres
Herz-, hinteres Solarplexus-, Wurzelchakra
»Ich bin voller Schwung, Freude und Neugier auf das Leben.«

Schlaflosigkeit

Nabel-, vorderes Solarplexus-, Hals-, Ajna-, Stirn-,
Kronen-, hinteres Solarplexus-, Wurzelchakra
»Ich bin in allen Welten liebevoll begleitet, geschützt und geborgen.«

Schlaganfall (durch Gefäßverschluss)

Sakral-, Nabel-, vorderes Solarplexus-, vorderes Herz-,
Hals-, Ajna-, Stirn-, Kronen-, Hinterkopfneben-,
hinteres Herz-, hinteres Solarplexus-, Wurzelchakra
»Ich beanspruche das Recht auf mein eigenes Territorium, ich bin geschützt mit guten Grenzen.«

Schlaganfall (durch Gehirnblutung)

Sakral-, Nabel-, vorderes Solarplexus-, vorderes Herz-, Hals-, Ajna-, Stirn-, Kronen-, Hinterkopfneben-, hinteres Herz-, hinteres Solarplexus-, Meng-Mein-, Wurzelchakra
»Ich bin nur für mich selbst verantwortlich, mein Leben ist ohne Bedingungen und ohne Preis.«

Schluckbeschwerden

vorderes Solarplexus-, Hals-, hinteres Solarplexuschakra
»Ich bin frei in meiner Wahl, was mich nährt und was nicht.«

Schuppenflechte

vorderes Solarplexus-, vorderes Herz-, Ajna-, hinteres Herz-, hinteres Solarplexus-, Meng-Mein-, Wurzelchakra
»Ich bin frei von allen Reduzierungen, ich breite meine Schwingen aus.«

Schwindelgefühl

vorderes Herz-, Hals-, Ajna-, Stirn-, Kronen-, Hinterkopfneben-, hinteres Herzchakra
»Ich bin voller Vertrauen in meine Wahrnehmung und in mein Leben.«

Sehnenriss

Nabel-, vorderes und hinteres Solarplexus-, Wurzelchakra

»Ich bin gehalten und stabil, wo immer ich auch bin.«

Sinusitis

Nabel-, vorderes Solarplexus-, vorderes Herz-, Ajna-, hinteres Herz-, hinteres Solarplexus-, Wurzelchakra

»Ich bin im Denken und Handeln vollkommen frei.«

steifer Nacken

Nabel-, vorderes Solarplexus-, Hals-, hinteres Solarplexus-, Meng-Mein-, Wurzelchakra

»Ich bin ungebunden und wähle selbst, wohin ich gehe.«

Sterilität

Sakral-, Nabel-, vorderes Solarplexus-, Hals-, Ajna-, Hinterkopfneben-, hinteres Solarplexus-, Wurzelchakra

»Ich bin ein Schöpfer in der Schöpfung.«

Taubheit

Hinterkopfnebenchakra

»Ich bin ein Kind der Melodie des Lebens.«

Tinnitus

vorderes Herz-, Hals-, Ajna-, Stirn-, Kronen-, Hinter-
kopfneben-, hinteres Herzchakra
*»Ich bin gerne bereit, die Botschaften meiner inneren
Stimme zu erfahren und danach zu handeln.«*

Trommelfellverletzung

Nabel-, vorderes Solarplexus-, Hinterkopfneben-, hinteres Solarplexus-, Wurzelchakra
»Ich bin in der Schwingung, die mich trägt und nährt.«

Tuberkulose

Nabel-, vorderes Solarplexus-, vorderes Herz-, Hals-,
Ajna-, hinteres Herz-, hinteres Solarplexus-, Wurzelchakra
*»Ich bin jetzt und hier zu Hause, ich bin in Liebe empfan-
gen und genährt.«*

ungenügende Nährstoffaufnahme

Nabel-, vorderes Solarplexus-, Hals-, Ajna-, Stirn-,
Kronen-, Hinterkopfneben-, hinteres Solarplexus-,
Wurzelchakra
*»Ich bin auf allen Ebenen mit den richtigen Informatio-
nen genährt und bedanke mich in Liebe dafür.«*

unregelmäßige Menstruation

Sakral-, Nabel-, Hals-, Ajna-, Wurzelchakra

»Ich bin voller Vertrauen in den Rhythmus des Lebens und in meine Zukunft.«

Verdauungsstörungen

Nabel-, vorderes Solarplexus-, vorderes und hinteres Herz-, hinteres Solarplexuschakra

»Ich bin in meiner Macht, nur das anzunehmen, was mich fördert.«

vergrößerte Prostata

Sakral-, Nabel-, vorderes und hinteres Solarplexus-, Wurzelchakra

»Ich bin mit allen meinen Gefühlen anerkannt und gesehen.«

Verrenkung

Nabel-, vorderes und hinteres Solarplexus-, Wurzelchakra

»Ich bin jetzt in der Klarheit zu wissen, wohin ich will.«

Verstauchung

Nabel-, Wurzelchakra

»Ich bin voller Festigkeit , frei von allen Widerständen.«

Verstopfung

Nabel-, vorderes und hinteres Solarplexus-, Wurzelchakra

»Ich bin an einem sicheren Ort und lasse alles los, was mich bindet.«

Weitsichtigkeit

Ajna-, Stirn-, Kronen-, Hinterkopfnebenchakra

»Ich bin hier und jetzt in meinem Umfeld in völliger Sicherheit.«

Wirbelsäulenverkrümmung

vorderes und hinteres Solarplexus-, Wurzelchakra

»Ich bin frei zu wachsen, wohin ich will, ohne Bedingung und ohne Preis.«

Zysten

Solarplexuschakra und örtliches Chakra

»Ich bin voller Ideen und darf sie alle leben, hier und jetzt.«

Chakrenreinigung und -energetisierung mit goldenem Prana-Licht

Wählen Sie das/die zu Ihrer Symptomatik passende/n Chakra/Chakren für Ihre Selbstbehandlung aus. Für die oberen Chakren einschließlich der Herzchakren benutzen Sie kosmisches goldenes Prana (Yang-Energie). Für die zu behandelnden Chakren der unteren Körperhälfte bis einschließlich der Solarplexuschakren benötigen Sie goldenes Erd-Prana (Yin-Energie). Fangen Sie immer mit goldenem Erd-Prana an. Beginnen Sie mit dem Yin-Hauptmeridian. Bitten Sie innerlich Mutter Erde um Heilung und Schutz und um die Wiedererweckung Ihrer inneren Natur. Während Sie das goldene Licht einatmen, schicken Sie es mental durch die Fußsohlen in das Innere Ihres Körpers hin zu den erkrankten Regionen. Lassen Sie das goldene Prana in seiner eigenen Intelligenz alle kranke Energie einsammeln und transformieren (Transformation ist Schwingungserhöhung), machen Sie dabei eine kleine Atempause. Atmen Sie nun das goldene Prana-Licht durch das betreffende Chakra aus. Im zweiten Schritt atmen Sie goldenes Prana aus der Erdatmosphäre ein und leiten es mental durch das betroffene Chakra in Ihr Körperinneres hin zu dem erkrankten Ort und belassen es dort. Es wird seine Arbeit weiter tun, auch wenn Sie sich im Laufe des Tages nicht mehr weiter damit beschäftigen. Legen Sie die Kuppen der Daumen, der Zeigefinger und der Mittelfinger zusammen, legen Sie die Zunge an den Gaumen, und bedanken Sie sich bei Mutter Erde für die Heilung. So holen Sie die Heilung ins Hier und Jetzt und tragen sie nicht weiter vor sich her. Genauso verfahren Sie mit den oberen Chakren, die Sie mit kosmischem Licht, goldenem Prana, das Sie über das Kronenchakra aufnehmen, behandeln. Um Ihrem Energiefeld zu ermöglichen, alles goldene Prana zu verstoffwechseln, sollten Sie anschließend sechs bis acht Stunden weder duschen noch baden. Führen Sie die Selbstbehandlung immer dann durch, wenn Sie merken, dass Sie wieder frische Energie benötigen.

Reinigung und Energetisierung des Körpers im Meridianfluss

Stellen Sie sich vor, dass Sie über Ihre Fußsohlen aus der Erde mit jedem Einatmen goldenes Licht in alle Zellen Ihres Körpers leiten und auch in Ihre gesamte Aura. Halten Sie nun kurz die Luft an, in diesem Augenblick gelangt die bereits geheilte Energie in Ihr gesamtes System und neutralisiert alle verbrauchte, gestaute Energie. Atmen Sie nun mental kräftig durch Ihre Kopfchakren das goldene Licht hinaus in den Kosmos. Beim nächsten Atemzug atmen Sie transformiertes, goldenes, kosmisches Licht über Ihr Kronenchakra ein und leiten es über den Rücken in Ihren gesamten Körper und sein Energiefeld. Halten Sie dann kurz den Atem an, das goldene Prana-Licht löst auch jetzt alle Blockaden und Störungen sowie Fehlinformationen in Ihrem System auf. Atmen Sie nun das goldene Prana aus Ihrem Körper hinaus und in die Erde hinein. Wiederholen Sie diesen Atemkreislauf so lange, bis Sie sich stark und vital fühlen. Bedanken Sie sich bei der Erde und dem Kosmos mit einer kleinen Verbeugung. Legen Sie abschließend Ihre Zunge an den Gaumen, so verbinden Sie Ihre Meridiane, die sich hier treffen. Legen Sie nun die Kuppen von Zeige-, Mittelfinger und Daumen Ihrer Hände zusammen; so schließen Sie Ihr Energiefeld und stabilisieren die erhaltene Heilenergie in Ihrem System. Atmen Sie goldenes Prana-Licht ein, und leiten Sie es über Ihren Brust-Bauch-Raum (Yin-Meridian) in Ihren ganzen Körper weiter. Dasselbe gilt beim Yang-Meridian für den Rücken.

Stellen Sie diese Übung möglichst immer an den Beginn der Selbstbehandlung.

Goldenes Prana zur Beziehungsklärung

Wenn Sie Probleme mit Menschen in Ihrer Umgebung haben, die Sie belasten oder sogar krank machen, dann suchen Sie sich einen ruhigen Platz, an dem Sie sich sicher und geborgen fühlen. Bitten Sie nun Vater Himmel und Mutter Erde um den nötigen Schutz und die notwendige Energie zur Neutralisierung und Auflösung der Problematik. Stellen Sie sich nun vor, wie Sie und die betreffende Person sich gegenüberstehen und sich anblicken. Wenn es möglich ist, können Sie sich auch die Hände reichen, falls Ihnen dies zu dem jetzigen Zeitpunkt unmöglich erscheint, stellen Sie sich Rücken an Rücken in dem für Sie nötigen Abstand zu dieser Person. Hüllen Sie sich und die andere Person in ein helles violettes Licht. Bilden Sie aus diesem Licht eine Kugel um Sie beide herum. Verfahren Sie dann wie bei der Meridianreinigung, nur lenken Sie den goldenen Prana-Atem durch beide Körper, bis sich die Gesamtenergie »rund« und ausgeglichen anfühlt. Wenden Sie sich dann dem Partner zu, und machen Sie zeitgleich eine kleine Verbeugung voreinander. Sagen Sie dabei: »Es gibt keine Schuld, es gibt nur Erfahrung, wir haben Erfahrung miteinander geteilt und daraus gelernt. Ich für mich und du für dich. Deins lasse ich ganz bei dir, und meins lasse ich ganz bei mir. So ist es, und so bleibt es jetzt. Friede auf deinem Weg und Friede auf meinem Weg.« Atmen Sie nun für sich noch einmal tief goldenes Prana in Ihre Chakren ein, und hüllen Sie auch Ihre Aura in dieses goldene Licht, das Sie wie ein schützendes Ei umgibt. Entfernen Sie sich nun aus der violetten Kugel, die Sie und den anderen Menschen eingehüllt hat. Kommen Sie befreit und gestärkt in Ihr Tagesgeschäft zurück. Durch diese Übung gehen Sie in der Beziehung mit Ihrem jeweiligen Gegenüber auf eine wesentlich höhere Schwingungsebene. Sie gewinnen den nötigen Abstand zu Ihrem Problem und erhalten so den Überblick und neue Lösungsmöglichkeiten als Geschenk. Sie verfügen nun über eine Alternative, und es untersteht Ihrem freien Willen, auf welcher Schwingungsebene Sie sich künftig mit Ihrem Gegenüber austauschen möchten.

Reinigen und Energetisieren von Nahrung mit Prana

Alles, was uns nährt, hat ein eigenes Energiefeld. Je höher und lichter die Energie darin schwingt, desto höher ist der energetische Wert für unser Körper-Seele-Geist-System. Ein Beispiel: Der Wert eines Nahrungsmittels hängt nicht immer nur von seiner ökologischen Wertigkeit ab, sondern auch in hohem Maße davon, wie emotional und mental damit in der Herstellung verfahren wurde. Ein hochwertiges Bio-Produkt kann eine sehr niedrige Schwingung erhalten, wenn es direkt vom Sorgen beladenen Erzeuger kommt, ein nicht so hochwertiges Produkt kann durch die Fröhlichkeit und Leichtigkeit der Menschen, die es hergestellt haben, einen höheren Wert erhalten. Um herauszufinden, wie hoch Ihre jeweilige Nahrung schwingt, verbinden Sie sich mental mit ihr, atmen Sie nun einmal goldenes Prana tief ein und tief aus. Die erste Information, die jetzt kommt, ist immer richtig. Ich persönlich habe dabei eine Messlatte von null bis hundert vor meinem geistigen Auge, und ein roter Punkt vermittelt mir jeweils, zu wie viel Prozent die Nahrung, die ich zu mir nehmen will, mein energetisches System fördert. Ist es weniger als 85 Prozent, leite ich ein paar goldene Prana-Atemzüge durch die Nahrung, um energetisch stagnierende Felder aufzulösen und sie insgesamt in der Schwingung zu erhöhen. Habe ich den Verdacht, dass die Nahrung nicht ausreichend hygienisch behandelt wurde, manifestiere ich in die Nahrung und das Energiefeld um sie herum mental silbernes Prana.

So, nun sollte Ihnen Ihre Nahrung ausgezeichnet bekommen, und das Gefühl, sie läge Ihnen schwer im Magen, wird für immer der Vergangenheit angehören. Wenn man bedenkt, dass wir für die Aufspaltung, Schwingungsanpassung und Schwingungserhöhung der Nahrung bis zu 70 Prozent unserer Eigenenergie benötigen, weiß man zu schätzen, wenn man diese Energie nun in anderen Bereichen seines Lebens einsetzen kann. Viel Freude beim Umsetzen.

Gold-violettes Prana-Licht zur Behandlung von emotionalen Störungen

Wir können uns das menschliche Wesen als eine Art Zwiebel vorstellen, bestehend aus ineinander geschachtelten Körpern, die miteinander kommunizieren und verschiedene Aufgaben erfüllen. Einer dieser Körper ist der sogenannte Emotionalkörper. Der Schmerzkörper ist der Teil des Emotionalkörpers, der alle ungelösten, unerlösten Gefühle beherbergt, aber alle Situationen, die uns emotional überfordern oder für deren Handling wir zu dieser Zeit keine Möglichkeiten besitzen, stagnieren hier vor sich hin und ziehen weitere negative Erlebnisse und Gefühle an. Dies kann zu einem Zwang ausarten, sich selbst zu beschädigen oder sich immer wieder negativen Situationen auszusetzen. Sie sind der Chef der ganzen Zwiebel, und daher sollten Sie es Ihrem Schmerzkörper nicht gestatten, die Macht an sich zu reißen. Wenn Sie goldenes Prana bei der Arbeit mit Ihren Gefühlen anwenden, werden Sie feststellen, dass Sie unter Beigabe von ein wenig Violett (Sie müssen es sich nicht vorstellen können, es reicht, wenn Sie es gedanklich formulieren) eine ganz ausgezeichnete Wirkung erzielen.

Gold-violettes Prana hat sich in den Jahrzehnten meiner Praxis am besten zur Behandlung seelischer und emotionaler Störungen bewährt. Es wirkt stimmungsaufhellend, transformierend, vitalisierend und regenerierend – es lässt uns »leuchten«. Strahlend violettes Prana wirkt ordnend und sortierend auf alle geistigen und emotionalen Prozesse, es fördert unsere Unterscheidungsfähigkeit und das intuitive Wissen, was tatsächlich zu uns gehört und förderlich ist und welche Gefühle und Gedanken wir bei denen lassen sollen, die sie produziert haben. Goldenes und gold-violettes Prana befähigen uns zu einer klaren Sicht der Dinge und zu besonnenem, wohlbedachtem Handeln in der eigenen Sache. Selbstwert, Selbstachtung und Selbstliebe werden stabilisiert.

Bei der Behandlung legen wir Wert auf die Reparatur von Rissen und Löchern in der Aura. Dies ist der erste Schritt. Anschließend wird in der Regel mit dem vorderen und hinteren Solarplexuschakra, dem vorderen und dem hinteren Herzchakra, dem Halschakra und Halsnebenchakra, dem Hinterhauptnebenchakra und dem Stirnchakra und dem Kronenchakra gearbeitet. Stellen Sie sich das gold-violette Prana sehr rein, sehr klar und sehr hell vor. Bei der Selbstbehandlung genügt es, wenn Sie es beim Begriff nennen, Sie müssen es dann nicht mehr extra visualisieren, es folgt Ihrer Absicht automatisch. Denken Sie immer daran: Energie folgt der Absicht, und die Information zur Selbstheilung bestimmt immer der Empfänger, das heißt, der Empfänger gestattet oder verweigert die heilende Information selbst. Wir können einen anderen Menschen und auch uns selbst für das Aufnehmen heilender Information zur Selbstheilung öffnen, wenn wir es wohlwollend und in bester Absicht frei von Egoismus und Übergriffigkeiten tun.

Selbstbehandlung bei mentalem, emotionalem und spirituellem Ungleichgewicht

Chakra-Klick

Sehr erfolgreich ist in allen Fällen der negativen Einflussnahme oder der Belästigung durch andere, mit dem Chakra-Klick zu arbeiten. Wenn Sie sich negativ beeinflusst fühlen, finden Sie heraus, ob es sich um die mentale, emotionale, sexuelle, körperliche oder spirituelle Ebene handelt. Stellen Sie sich vor, dass die zugehörigen Chakren mit der Person oder den Energien, die Sie belästigen und schwächen, verbunden sind. Sie können diesen Austausch und die fremde Einflussnahme verhindern, indem Sie bewusst diese Verbindung abbrechen. Atmen Sie dazu einmal tief silbernes Prana ein, atmen Sie kurz und kräftig durch dieses Chakra aus, indem Sie sich auf das entsprechende Chakra konzentrieren, und denken oder sagen Sie »Klick«. In diesem Augenblick ist die energetische Verbindung zu Ihrem Gegenüber unterbrochen, und Ihr Energiekreislauf schließt sich wieder. Legen Sie nun Ihre Zunge an den Gaumen, und machen Sie ein paar Atemzüge lang die Prana-Atmung (siehe S. 71) mit silbernem Prana, und hüllen Sie auch

Ihre Aura darin ein. Klicken Sie im Bedarfsfall folgende Chakra-Verbindungen weg:

Bei mentaler Einflussnahme
Hinterhauptnebenchakra – Klick, Stirnchakra – Klick, Kronenchakra – Klick

Bei emotionaler Einflussnahme
vorderes und hinteres Herzchakra – Klick, vorderes und hinteres Solarplexuschakra – Klick

Probleme in Paarbeziehungen aller Art
Meng-Mein-Chakra – Klick, vorderes und hinteres Solarplexuschakra – Klick

Probleme der Kind-Eltern-Bindung (hauptsächlich Mutter)
vorderes und hinteres Solarplexuschakra – Klick, Meng-Mein-Chakra – Klick, Nabelchakra – Klick

Bei sexueller Belästigung
Sakralchakra – Klick, Meng-Mein-Chakra – Klick, vorderes und hinteres Solarplexuschakra – Klick

Nach dem Klick mit silbernem Licht sagen Sie anschließend »Ich bin ich, und du bist du«.

Wenn Sie sich körperlich angegriffen fühlen, sehen Sie bitte unter der entsprechenden Chakra-Zugehörigkeit nach, und klicken Sie hier außerdem immer das vordere und hintere Solarplexuschakra.

Prana-Atmung

Sie machen nach dem Ein- bzw. Ausatmen jeweils eine kleine Pause, in dieser Pause nehmen Sie vermehrt Prana durch die Chakren auf und verteilen es in Ihrem Körper.

Behandlung des Emotionalkörpers bzw. des Schmerzkörpers

Der sogenannte Schmerzkörper ist wie ein dunkler, löchriger Mantel, der über dem Emotionalkörper liegt. Suchen Sie sich einen ruhigen Platz, reinigen und energetisieren Sie sich selbst mental und mithilfe Ihres Atems mit goldenem Prana. Hüllen Sie sich nun mental in eine violette Lichtkugel. Setzen Sie sich hin, legen Sie die Hände offen in Ihren Schoß, und hüllen Sie nun Ihren

Emotionalkörper mit dem Schmerzkörper in eine deutlich kleinere Kugel – denn Sie sind der Chef! –, die Sie in den Händen halten. Stellen Sie sich Ihren Emotionalkörper in der Form vor, die Sie ihm selbst geben. Nun stellen Sie sich den schmutzigen, verfärbten, dunklen Mantel des Schmerzkörpers drum herum vor. Er absorbiert fast alles Licht, nimmt dem Emotionalkörper alle Energie und erlaubt diesem nicht mehr, mit der Außenwelt in Kontakt zu treten und sich auszutauschen. Sagen Sie mental oder laut »gold-violettes Prana«, und atmen Sie es wie beschrieben für die unteren Chakren durch das Wurzelchakra und die Füße, für die oberen durch das Kronenchakra ein, und leiten Sie es durch Ihre Hände in die Kugel zu Ihrem Schmerzkörper. Atmen Sie tief alle hierbei entstehenden Gefühle wie Angst, Schmerz, Trauer oder Sehnsucht ein, lösen Sie sie in gold-violettem Prana auf, und senden Sie Liebe, Frieden, Geborgenheit und tiefes Verständnis zurück zum Schmerzkörper, bis sich dieser wieder hell und licht mit geschlossenen Wunden und Verletzungen harmonisch in den nun leuchtenden Emotionalkörper integriert. Atmen Sie noch einmal tief ein und aus, sagen Sie: »Ich bin der Chef, und du bist mein Emotionalkörper. Du dienst mir, du bist ein Teil von mir und gehst jetzt an deinen richtigen Platz. Ich bin die Summe des Ganzen, du hast kein Recht, dich über mich zu erheben. Ich bin das erwachte Bewusstsein, ich bin ich.« Piken Sie die Kugeln an wie zwei Seifenblasen, lassen Sie Ihren Emotionalkörper im goldenen Prana erstrahlen, und geben Sie Ihrem Emotionalkörper den Platz in Ihrem Inneren zurück, der für ihn vorgesehen ist (Sie können sich das vorstellen, wie Sie wollen). Behandeln Sie Ihren Emotionalkörper auf dieser Art sooft es notwendig ist, und restaurieren und erlösen Sie damit den an ihn gebundenen Schmerzkörper, damit Ihnen wieder alle positiven, lebensbejahenden Gefühle und Glaubenssätze für dieses Leben gehören.

Von der Arbeit mit Darks

Vom Umgang mit verfestigten Gedanken- und Gefühlsformen

Die Darks, ich nenne sie so, sind für einen Hellsichtigen in der Aura als dunkle schwarzgraue bis rostrote Flecken erkennbar. Sie sind Zusammenballungen negativer, unaufgelöster Energie. Emotionale und mentale Verwundungen bleiben wie schwärende Speerspitzen in unserem energetischen System hängen und ziehen dort automatisch die nächsten Verwundungen an. Somit haben sie auf einer sehr niedrigen Stufe bereits ein Bewusstsein. Unsere negativen Glaubensmuster über uns selbst und das Leben nähren die Darks noch zusätzlich. Bei geschwächten, depressiven und auch Menschen, die unter einer Suchtproblematik leiden, lassen sich häufig große Ansammlungen von Darks finden. Für am problematischsten halte ich die Darks, die sich in und an der Akasha-Schnur befinden, denn sie trüben und unterbinden im schlimmsten Fall unsere göttliche Anbindung, das heißt unsere Verbindung zu unserem hohen Selbst und unserer Inspiration. Jeder Mensch ist mit einem freien Willen ausgestattet, auf den er sich jederzeit besinnen kann. Dieser freie Wille ist jedermanns eigene größte Kraft, die wir besitzen, um zu unserem Besten zu handeln. Folgende Prana-Selbstbehandlung in Verbindung mit Ihrem freien Willen hilft Ihnen, sich von den lästigen Darks zu befreien und wieder zu Ihrem Strahlen zurückzufinden.

Anleitung zur Selbstbehandlung

Bevor Sie beginnen, werden Sie sich bitte bewusst, dass Sie weder Ihre Gedanken noch Ihre Gefühle noch Ihr

Körper sind. Alle drei sind Ausformungen und Werkzeuge Ihres freien göttlichen Willens. Sie selbst sind ein Ich-bin-Ich, das einen unsterblichen, unverwundbaren, ewigen Energiekörper besitzt. Wollen Sie die Darks wirklich loswerden, oder haben Sie sich bereits zu sehr an die selbstzersetzende, selbstzerstörerische Energie, die sie Ihnen übertragen, gewöhnt? Wenn ja, sagen Sie klar und deutlich: »Ich bin ich, kraft meines freien Willens entbinde ich mich jetzt von allen negativen Gedanken- und Gefühlsformen, die ich selbst erschaffen oder von anderen angezogen habe.« Stellen Sie sich breitbeinig und entschlossen hin, machen Sie drei bis vier Minuten lang die Prana-Atmung. Gehen Sie dann mit Ihrem Bewusstsein in die Mitte Ihres Kronenchakras, atmen Sie mental durch Ihre Füße gold-violettes Erd-Prana ein, verharren Sie einen Augenblick, denken Sie dabei »Entbinden und auflösen«, und sanft wie durch einen Strohhalm blasen Sie das gold-violette Prana durch Ihre Akasha-Schnur in der Mitte des Kronenchakras nach oben hin zu Ihrem Hohen Selbst. Stellen Sie sich vor, wie sich alle Verkrustungen und Verstopfungen in Ihrer Anbindung zum Göttlichen lösen und mit Ihrem Atem weggeblasen werden zu Ihrem hohen Selbst, wo sie endgültig aus Ihrem System aussortiert werden. Atmen Sie so lange, bis Sie sich mental und spirituell klar und gereinigt fühlen, bedanken Sie sich bei Ihrem Hohen Selbst, und hüllen Sie die gold-violette Lichtsäule über Ihrem Kopf in schützendes himmelblaues Licht. Atmen Sie nun durch die gereinigte Akasha-Schnur kosmisches gold-violettes Licht in Ihre Aura und Ihren Körper ein. Verharren Sie kurz, sprechen Sie laut oder leise »Darks auflösen und entbinden« aus. Reinigen Sie von innen durch sanftes Ausblasen alle betroffenen Stellen Ihres energetischen Körpers von den klebrigen Anhaftungen der Darks, und übergeben Sie diese Mutter Erde zur weiteren Transformation. Bedanken Sie sich für die Befreiung von den Darks bei Ihrem Ich-bin-Ich, bei Mutter Erde und Vater Himmel. Stellen Sie nun Ihren ganzen Körper und Ihre Aura in die Lichtsäule aus gold-violettem Prana, und hüllen Sie sich in den schützenden blauen Mantel von Mutter Erde. Wiederholen Sie diesen Vorgang sooft wie nötig, und klicken Sie besonders hartnäckige Darks energisch aus Ihrem Energiefeld weg. Haften Sie keine Bewertungen oder Emotionen an den gesamten Vorgang, sonst kreieren Sie eventuell neue Darks. Neutralisieren Sie emotional und gedanklich deren Energie kraft Ihres freien Willens.

Anmerkung: Darks halten sich besonders gerne im Kronenchakra, in den Solarplexuschakren und in den Herzchakren auf.

Psychische Symptome von A bis Z mit den zu behandelnden Chakren und den dazugehörigen Affirmation

Ängste

vorderes Solarplexus-, Kronen-, hinteres Solarplexus-, Wurzelchakra
»Ich bin vollkommen frei und sicher, ich bestimme mein Schicksal selbst.«

Anmerkung: Angst ist eine Illusion, Furcht ist real und befähigt Sie zum rettenden, sinnvollen Handeln. Atmen Sie alle Ängste aus, lassen Sie sie sich buchstäblich in Luft auflösen, und betrachten Sie, wovor Sie sich tatsächlich fürchten. Wenden Sie sich an Ihre Inspiration. Die erste Information, die Sie zur Bewältigung Ihrer Furcht erhalten, ist immer richtig. Probieren Sie es aus, es lohnt sich.

Depression

Nabel-, vorderes Solarplexus-, Kronen-, hinteres Solarplexus-, Meng-Mein-, Wurzelchakra
»Ich bin in großer Freude empfangen und geboren worden, das Leben liebt mich, und ich nehme es jetzt ganz an.«

Ekel

Nabel-, vorderes Solarplexus-, Stirn-, Kronen-, Hinter-kopfneben-, hinteres Solarplexuschakra

»Ich bin frei, alle Situationen und Begegnungen in meinem Leben selbst zu wählen.«

Gedankenrasen

Hals-, Stirn-, Hinterkopfnebenchakra

»Ich bin immer an der richtigen Tür zum richtigen Raum.«

Groll/Ärger

Nabel-, vorderes Solarplexus-, Hinterkopfneben-, hinteres Solarplexus-, Meng-Mein-Chakra

»Ich bin immer gesehen und geachtet, so, wie ich mich zeige.«

innere Unruhe

Nabel-, vorderes Solarplexus-, vorderes Herz-, Stirn-, Kronen-, hinteres Herz-, hinteres Solarplexuschakra

»Ich bin gesegnet mit aller Zeit und allen Gaben der Welt, um meine Pläne in die Wirklichkeit zu rufen.«

Lese-Rechtschreib-Schwäche

Ajna-, Stirn-, Kronen-, Hinterkopfnebenchakra

»Ich bin richtig, so, wie ich bin, ich erlaube mir, nur das zu lernen, was mich wirklich bereichert.«

mentale/geistige/emotionale Erschöpfung

Ajna-, Stirn-, Kronen-, Hinterkopfnebenchakra

»Ich bin vollkommen frei von den Erwartungen anderer, ich bin frei von meinen eigenen Erwartungen an mich selbst, ich bin ich – liebenswert und einzigartig, so, wie ich bin.«

Missbrauch (emotional, mental, körperlich)

Sakralchakra, Nabel-, vorderes Solarplexus-, vorderes Herz-, Hals-, Ajna-, Kronen-, hinteres Herz-, hinteres Solarplexuschakra

»Ich bin mein Eigentum, ich bin für niemanden verantwortlich außer für mich selbst, ich bin im Hier und Jetzt geschützt mit guten Grenzen.«

Nervosität

vorderes Solarplexus-, Halsneben-, Hals-, Stirn-, hinteres Solarplexuschakra

»Ich bin voller Kraft und Ruhe auf meinem Weg.«

Risse in der Aura

Aura glätten, Risse reinigen und zusammenfügen mit gold-violettem Prana

»Ich bin kraft meines freien Willens in meinem Raum geschützt und sicher.«

Schlaflosigkeit

Ohrnebenchakren, Ajna-, Stirn-, Kronen-, Hinterkopf-neben-, Meng-Mein-, Wurzelchakra

»Ich bin in allen Welten liebevoll begleitet, geschützt und geborgen.«

Schocktrauma

vorderes Herz-, Halsneben-, Ajna-, Kronen-, hinteres Herz-, Meng-Mein-, Wurzelchakra

»Ich bin der Lenker meines Lebensgefährts, ich bestimme mein Tempo und meinen Weg selbst, ich bin vollkommen heil und gesund, ich bin unantastbar, geschützt und in Sicherheit.«

Selbstablehnung

Nabel-, vorderes Solarplexus-, vorderes Herz-, Kronen-, hinteres Herz-, hinteres Solarplexus-, Meng-Mein-Chakra

»Ich bin von mir und allen Wesen, die wohlwollend sind, geliebt und geachtet, so, wie ich bin, ohne Bedingung und ohne Preis.«

sexuelle Übererregung

vorderes Solarplexus-, vorderes Herz-, Hals-, Kronen-, hinteres Herz-, hinteres Solarplexus-, Meng-Mein-, Wurzelchakra
»Ich bin ganz hier in meinem Leben angekommen, unabhängig, sicher und geborgen.«

sexuelle Unlust

Sakral-, Nabel-, vorderes Solarplexus-, Hals-, hinteres Solarplexus-, Meng-Mein-, Wurzelchakra
»Ich bin voller Kreativität und Freude mit dem Leben und der Schöpfung verbunden.«

Sucht und Abhängigkeit (Fettsucht, Esssucht, Brechsucht, Alkohol, Zigaretten, Drogen)

Risse in der Aura behandeln, reinigen und zusammenfügen, alle negativen Gedankenformen und emotionalen Elemente sowie Fremdbestimmungen energisch mit gold-violettem Prana auflösen

Nabel-, vorderes Solarplexus-, Halsneben-, Hals-, Ajna-, Stirn-, Kronen-, Hinterkopfneben-, hinteres Solarplexus-, Meng-Mein-Chakra

»Ich beginne jetzt, mich so zu achten, zu lieben und zu nähren, wie es mein Geburtsrecht vorsieht. Ich neutralisiere alles, was mich daran hindert, und löse es unwiderruflich auf. Alles, was war, hat bereits stattgefunden. Ich vergebe mir selbst und allen anderen. Ich bin ich, jetzt ist jetzt, hier ist die Wirklichkeit. Ich bin fest verbunden mit meinem Hohen Selbst und meinem Leben. Mein freier Wille ist unanfechtbar und unantastbar, kraft meines freien Willens bin und bleibe ich jetzt ganz Herr meiner selbst. Ich sorge jetzt gut für mich, das ist mein Recht.«

Zappelphilipp-Syndrom

Nabel-, Kronen-, Wurzelchakra

»Ich bin zugehörig und mit liebenden Augen gesehen, ohne Bedingung und ohne Preis, ich bin und bleibe das Kind meiner Eltern.«

Salz, Wasser und schwarzer Turmalin

Der schwarzer Turmalin ist, seit ich ihn entdeckt habe, mein ständiger Begleiter in allen Lebenslagen. Da ich mit Heilsteinen arbeite und diese regelmäßig mit Prana für meine diversen Klienten energetisch programmiere, habe ich mich auch mit dem schwarzen Turmalin beschäftigt und diesen erforscht. Ich trage ihn immer bei mir, wenn ich aus dem Haus gehe und vor allem bei der Arbeit mit anderen Menschen, da er das Energiefeld einzigartig stabilisiert und schützt. Das Energiefeld des schwarzen Turmalins lässt Informationen aus unserem System nach außen dringen, erlaubt es aber nur harmonischen Schwingungen, die mit unserem Energiefeld in Einklang sind, zu uns durchzudringen. Der schwarze Turmalin reinigt sich selbst, Sie müssen also nichts für ihn tun, außer ihm für seine einzigartige Hilfe zu danken. Der schwarze Turmalin schützt somit außerordentlich gut vor niedrigen Schwingungen, negativ geladenen Menschen und Orten, Mobbing, Übergriffen, schwarzer Magie und allen anderen Formen der Manipulation von außen. Ich rate jedem, ihn als Armband, Anhänger oder auch als Rohstein zu tragen. In meiner Umgebung tun das mittlerweile nahezu alle Menschen (und Tiere). Die positiven Erfahrungen damit sind grandios. Verwenden

Sie bitte nur schonend abgebauten Turmalin aus Achtung vor seiner Natur.

Der schwarze Turmalin wirkt heilend sowohl auf die Physis als auch auf die Psyche. Physisch wirkt er gegen Erkrankungen der Muskulatur, ebenso gegen vielfältige Krankheiten durch Viren und Entzündungen. Er schützt sogar vor Strahlung, Sonnenbrand sowie Wetterfühligkeit. Auf der psychischen Ebene schützt er uns vor allen negativen Einflüssen/Energien durch unsere Umwelt oder unsere Mitmenschen. Er fördert Selbstbewusstsein und Konzentration. Der schwarze Turmalin wirkt sich auch positiv auf unser Bewusstsein aus, indem er uns in eine neue Ebene des Bewusstseins führt und uns die Antworten auf viele unserer Problemstellungen erkennen lässt.[*] Der Wasserkreislauf ist das Gedächtnis der Erde. Der schwarze Turmalin hat, seit es Wasser auf der Erde gibt, alle Sterbe- und Werdeprozesse mitverfolgt und verbrauchte Energie in fortwährender Regelmäßigkeit im Wasserkreislauf reingewaschen und erneuert. Bereits in der Antike – wahrscheinlich aber auch schon lange Zeit davor – haben sich Menschen, die erkrankt und erschöpft waren und somit eine niedrige Schwingung in sich beherbergten, zur Selbstheilung ihrer Energien in

---

[*] Gutzmann, Gerhard: Das Große Lexikon der Heilsteine, Düfte und Kräuter, 22. überarbeitete Neuauflage 2013, Methusalem Verlag UG, S. 263

das Meer begeben und sogenannte Heilbäder errichtet, um neue Kraft, neue Lebensenergie und neuen Mut für ihr Sein zu schöpfen. Die dort stattfindende ganzheitliche Behandlung von Körper, Seele und Geist fand schon lange bevor es die heutige Medizin gab, mit großem Erfolg und nebenwirkungsfrei statt.

Regelmäßig mit Salzwasser zu arbeiten gibt Ihnen die Möglichkeit, sich präventiv von verbrauchten, belastenden und niedrig schwingenden Energien zu befreien, damit sich diese nicht manifestieren und somit nicht zur Erkrankung des Körpers, der Seele und des Geistes führen können. Auch wenn Sie kein sauberes Meerwasser zur Hand haben, sind Sie nicht benachteiligt, Sie benötigen lediglich Haushaltssalz. Wenn Sie nur eine Dusche besitzen, befeuchten Sie Ihren Körper und Ihr Haar, nehmen Sie dann eine Handvoll Salz aus der Packung, reiben Sie sich von Kopf bis Fuß in kräftig kreisenden Bewegungen damit ein, und duschen Sie sich anschließend ab. Wenn Sie lieber baden, schütten Sie eine halbe bis eine ganze Haushaltspackung Salz ohne Zusätze in Ihr Badewasser, baden Sie ca. 20 Minuten, waschen Sie auch Ihre Haare in diesem Wasser, duschen Sie sich anschließend lauwarm ab, fertig. Das Wasser nimmt verbrauchte Energie aus Ihrem Körper und Ihrem energetischen Feld auf. Das Salz, mit allen darin vorhandenen Sterbe- und Werdeinformationen, neutralisiert die niedrig schwingende, verbrauchte Energie, zerlegt sie in ihre Einzelteile und schwingt sie wieder durch das Fließen des Wassers auf. Sie schaden also niemandem und auch nicht dem Wasserkreislauf, wenn Sie regelmäßig die Salz-Wasser-Methode zur Erfrischung Ihres Systems anwenden. Ich selbst habe es erfahren, und immer wieder wird es berichtet, dass man sich nach der Anwendung der Salz-Wasser-Methode erfrischt, geklärt und durchlichtet fühlt, tatsächlich kommt einem der Raum, in dem man sich befindet, heller vor. Die Salz-Wasser-Methode benötigt keine zusätzlichen Fette, da sie selbst Problemhaut babyzart werden lässt. Die Hautporen öffnen sich, der Hautstoffwechsel wird angeregt, die Zellen »atmen« wieder. Das Salz-Wasser-Ritual gehört zu meiner täglichen Gesundheitsförderung, vor allem wenn ich über den Tag durch meine Arbeit vielen Menschen mit gebundener, dissonanter, problematischer Energie begegnet bin. Probieren Sie es abends aus, trocknen Sie sich nach dem Bad oder der Dusche nicht ab, sondern gehen Sie so feucht, wie Sie sind, ins Bett. Sie werden geklärt und beruhigt, wohlig warm und geborgen die Nacht tief und fest durchschlafen.

Es gibt zudem noch die Salz-Socken-Methode. Wenn Sie sich erschöpft, ausgelaugt und grippig fühlen, arbeiten

Sie mit silbernem Prana, und ziehen Sie sich über Nacht in konzentriertem Salzwasser eingelegte Baumwollsocken an die Füße, darüber ein Paar Wollsocken, und gehen Sie so ins Bett. Über Nacht wird über Ihre Fußsohlen durch das Salzwasser sehr viel Gift aus Ihrem Körper gezogen, Ihre Eigenschwingung erholt sich, der Körper auch. Sie können so im Schlaf neue Kräfte sammeln. Bitte benutzen Sie jedes Paar Baumwollsocken nur eine Nacht lang (»Giftmüll«), und waschen Sie sie danach bei 60 Grad.

Die Steine, das Salz und das Wasser helfen Ihnen präventiv und ganz ohne großen Aufwand, auch in stressigen Zeiten Ihre Gesundheit zu erhalten.

Mit Prana programmierte Heil- und Energiesteine

Die kristallinen Strukturen von Heil- und Energiesteinen sind ausgezeichnete Träger und Überträger von programmiertem Prana. Schon als kleines Kind trat ich in intensiven Kontakt mit Steinen und Heilsteinen, deren Heilwirkung und Nutzung sich mir im Laufe meines Lebens und meiner Forschung mehr und mehr erschlossen. So sind programmierte Steine und Heilsteine meine ständigen Gefährten auch in der Praxis geworden. Dem Wunsch vieler Klienten entsprechend, Steine und Heilsteine bei sich zu haben, die auf sie persönlich abgestimmt und mit der jeweilig benötigten Heilenergie programmiert sind, beziehe ich diese Anwendungsformen in meine ganzheitliche Praxisarbeit mit ein. Die hohe Erfolgsquote bei dieser Form der Prana-Behandlung gibt uns recht. Mit Prana programmierte Heilsteine sind in der Lage, unser geistiges, körperliches und emotionales Entwicklungsniveau um mehrere Grade zu heben und zu stabilisieren, wofür ein Lebewesen sonst Jahre intensiver Arbeit am Selbst benötigen würde.

Schwingungserhöhung durch Segnen

Es ist eine altbekannte Tatsache, dass ein Mensch, der sich und andere in guter Absicht segnet, sich besonders schnell und geradlinig spirituell entwickelt und seine Eigenschwingung nachweislich dauerhaft erhöhen kann. Was passiert beim Segnen? Wenn Sie segnen, dann geht das nur im Überfluss, das heißt, Sie füllen zuerst ganz automatisch Ihr eigenes System auf, was eine ausgezeichnete Selbstfürsorge ist, und geben dann die überschüssige Energie, die nur fließt, wenn sie liebend und wohlwollend abgegeben wird, an Ihre Mitgeschöpfe weiter. So lernen Sie beim Segnen, sich selbst aufzufüllen in dem Wissen, dass gute Selbstfürsorge immer an erster Stelle stehen sollte, und geben nebenbei auch noch den energetischen Überschuss wohlwollend weiter. Die Information zur guten Selbstfürsorge ist im Segen enthalten, so geben Sie beim Segnen Hilfe zur Selbsthilfe an andere weiter. Immer wieder kommen Menschen zu mir und fragen mich, wie ich das denn handhaben würde. Mein »Segensrezept« seit vielen Jahren ist dieses: Jeden Morgen direkt nach dem Aufstehen reinige und energetisiere ich mich mit goldenem Prana, zünde eine Kerze an, die ich brennen lasse, und segne die, die mich darum bitten oder denen ich gute Gesundheit und gutes Gelingen wünsche. Wenn dies jedoch zu viele Personen, Orte und Mitgeschöpfe sind, visualisiere ich mir die Erdkugel in meinen Händen und lasse den Segen guter Gesundheit, des Friedens, des gesunden Wohlstands und der Lebenserfüllung in den ganzen Planeten fließen. Das tue ich so lange, bis sich ein tiefes Gefühl des Friedens und der Glückseligkeit in mir ausbreitet, dann lege ich die Hände zusammen, mache eine kleine Verbeugung und bedanke mich. Der Tag kann nun gut beginnen, und alle schützenden und nährenden Energien sind bei mir. Egal, ob Sie gläubig sind oder nicht, probieren Sie diese kleine Zeremonie, die Sie nur wenige Minuten zu Tagesbeginn in Anspruch nimmt, einmal aus. Sie werden sie schnell zu Ihrem ständigen Begleiter machen. Das Leben wird dadurch um so vieles leichter. Sie sind im Fluss.

Helfer aus der geistigen Welt

Ob wir daran glauben oder nicht, es verhält sich mit uns umgekehrt wie mit den Astronauten. Der Astronaut ist im All, und eine Heerschar von Bodenpersonal erhält die Möglichkeiten für ihn, dort zu überleben, aufrecht. Jeder von uns ist sozusagen ein Astronaut auf der Erde; ein riesiges Heer von Helfern der geistigen, mentalen, spirituellen und stofflichen Ebene befähigt uns, hier zu leben. Die sichtbaren Helfer sind der Planet Erde, unsere Eltern, Freunde, Lehrer, die Gesellschaft, die Natur etc. Viel mehr Helfer befinden sich jedoch auf der feinstofflichen Ebene, diese sind uns als Engel, Feen, Elfen, Naturgeister, Krafttiere und große Meister bekannt, um nur einige zu nennen. Sie alle dürfen uns nur helfen und unterstützen, wenn wir sie darum bitten. Es ist grundsätzlich falsch zu glauben, dass wir erst in einem Mangelzustand sein müssen, damit unsere Bitte um Hilfe und Unterstützung gerechtfertigt ist. Im Gegenteil: Mit jeder Hilfestellung, sei sie auch scheinbar noch so gering, die uns die geistige Welt geben darf, herrscht dort große Freude. Über die Verbindung zu uns Menschen haben auch die Helfer aus der geistigen Welt die Chance, sich selbst weiterzuentwickeln und wichtige Erfahrungen zu sammeln, ohne extra inkarnieren zu müssen. So handelt es sich hier um eine Win-win-Situation, das heißt, beide Partner profitieren gleichermaßen. So, wie mich der Bäcker nicht einfach mit Brötchen beliefern darf, wenn ich diese nicht bestellt habe, so dürfen auch unsere geistigen Helfer ohne möglichst exakte Bestellung unsererseits nicht in Aktion treten. Das heißt, es ist allen Seiten geholfen, wenn wir eine möglichst exakte Vorstellung von dem (sei es auch noch so trivial) haben, was uns jetzt sinnvoll unterstützen kann. Tipp: Eine Bestellung ist jeweils genug. Sie bestellen die Brötchen beim Bäcker auch nicht zehnmal hintereinander und fragen dann nach, ob und wie viele er bereits gebacken hat. Lassen Sie es einfach sein, dann erhalten Sie auch die besten Ergebnisse. Noch ein Tipp: Wenn Ihre Bestellung aus der geistigen Welt eintrifft, beleidigen Sie diese nicht, indem Sie die Tür wieder zuschlagen oder sagen »Noch nicht jetzt, lieber später«, weil Sie es sich vielleicht im Augenblick nicht wert sind. Sie sind es immer wert, egal, in welcher Lebenslage Sie sich befinden. Sie werden von der geistigen Welt, ja, von der ganzen Schöpfung bedingungslos geliebt. Sie müssen keinen anderen Menschen auf Erden bemühen, um mit der geistigen Welt in Kontakt zu treten. Sie tun dies bewusst und unbewusst über Ihre Inspiration.

Trinkwasser mit Prana informieren

Ich empfehle Ihnen, vor jeder Selbstbehandlung zwei Gläser Wasser zu trinken. Energetisieren Sie dieses Wasser mit gold-violettem Prana und mit dem Wort »Heilung«. Sie können das Wasser auch mit allen anderen förderlichen Botschaften an sich selbst energetisieren. Lassen Sie hierzu goldenes Prana aus der Erde über Ihre Füße und Ihr Wurzelchakra in Ihren Körper hereinfließen. Holen Sie sich kosmisches gold-violettes Prana durch Ihr Kronenchakra hinzu. Atmen Sie das überschüssige Prana zusammen mit Ihrer jeweiligen Programmierung in das Gefäß mit dem frischen, klaren, stillen Wasser, das vor Ihnen steht, hinein. Trinken Sie nun langsam und bewusst beide Gläser Wasser aus.

Auch unser energetisches System braucht Wasser, um sich zu entfalten und in seine Sender-und-Empfänger-Position gehen zu können. Wasser kam aus dem Kosmos auf die Erde und verbindet unseren energetischen Körper mit der Erde und dem Kosmos. Über das Wasser in unserem Körper sind Erde und Kosmos in der Lage, Informationen und Energie auszutauschen. Sehen Sie sich in der Natur um. Pflanzen, die vertrocknet sind und ihre Blätter und Blüten nicht öffnen können, empfangen kein Prana aus Luft und Sonne. Dies entzieht ihnen die Kräfte zur Abwehr von Krankheiten und schließlich auch die Kräfte, mit den Wurzeln Erd-Prana aufzunehmen. Stellen Sie sich vor, Sie sind die Pflanze. Genauso verhält es sich mit Ihrem Körper und Ihrem energetischen System, wenn Sie ihm kein Wasser zuführen. Wasser ist die Grundvoraussetzung zur Aufnahme von Prana. Ihrer Pflanze würden Sie das nicht antun, aus welchem Grund aber sich selbst? Eine gute Selbstfürsorge ist die Grundlage der Prana-Arbeit und ein glänzendes Vorbild für andere. So werden Sie vom Lernenden zum Lehrenden. Was für eine schöne Aussicht! Viel Spaß beim Trinken.

Programmieren Sie Prana mit eigenen Heilinformationen

Stellen Sie sich selbst als kleines Menschlein vor, das Sie auf Ihre linke Handfläche (weibliche Seite, Gefühle) oder in Ihre rechte Hand (männliche Seite, Territorium, Grenzen) setzen. Füllen Sie sich nun ganz mit goldenem Prana auf, atmen Sie durch Ihr Herz- und Ihr Ajnachakra (Drittes Auge) goldenes Prana, das Sie mit einer Heilbotschaft versehen haben, in die Miniversion Ihres Selbst hinein. Hierbei ist es wichtig, die Heilbotschaft für den jeweiligen Bereich Ihres Lebens ins Hier und Jetzt zu holen, nur so kann sie sich für Sie im Hier und Jetzt manifestieren und bleibt Ihnen nicht wie die berühmte Mohrrübe vor der Nase hängen. Sagen Sie also nicht »Ich werde gesund und glücklich«, sondern »Ich bin hier und jetzt gesund und glücklich und nehme dies gerne an«. Wiederholen Sie die Heilprogrammierung täglich, bis Sie im erwünschten Zustand sind. Wenn Sie ein Problem mit Ihren Mitmenschen haben, stellen Sie bitte nicht diese auf Ihre Hand, sondern immer sich selbst. Nicht die anderen müssen geheilt werden, sondern Sie selbst in dieser Lebenssituation. Dann lösen sich alle Probleme vollkommen und nachhaltig auf. Wenn Sie nicht wissen, welche Botschaft Sie wählen sollen, folgen Sie Ihrer Inspiration, das heißt, die erste Information, die von Ihrem Hohen Selbst in Ihr Kronenchakra fließt, ist richtig. Alles, was Sie auch nur eine Sekunde später denken, wird von Ihrem Verstand gesteuert und ist somit unbrauchbar. Vertrauen Sie auf die Wahrheit Ihrer Heilbotschaft, Sie müssen sie nicht verstehen. Das Ergebnis wird Ihnen recht geben.

Reinigen von Medikamentenresten und deren Nebenwirkungen

Medikamente und auch künstlich erzeugte Nahrungsmittel sind oft an Trägerstoffe gebunden, die der Körper nicht ohne Weiteres ausscheiden kann. Er lagert diese sogenannten Schlacken im Körper immer wieder um, da er sie über die Ausscheidungssysteme Haut, Darm, Lunge und Nieren schlecht oder gar nicht ausscheiden kann. So lagern sich immer mehr dieser Stoffe im Laufe unseres Lebens bevorzugt in unserem Gehirn und in den Zellzwischenräumen an, wo sie die körpereigene Kommunikation vielfach behindern. Ich persönlich halte diese Stoffe für die Hauptursache der steigenden Anzahl von Demenzerkrankungen, chronischen Erkrankungen und Kommunikationsstörungen im Körper. Zum Ausleiten all dieser Stoffe eignet sich hervorragend meine CD »Lichtmeditation«[*]. Im ersten Teil der Meditation (musikalischer Teil) stellen Sie sich bitte vor, Sie stünden auf einem Gleis. Ihr persönlicher Zug kommt an und überrollt Sie immer wieder. Sie selbst überfahren sich selbst jeden Tag mit der Missachtung und Anpassung Ihrer eigenen Wahrnehmung an die Anforderungen Ihrer Umwelt. Stehen Sie auf, klopfen Sie sich die Kleider ab, gehen Sie vom Bahngleis, und lassen Sie Ihren Zug (Sie sind die Lok, alle Waggons stellen Ihren persönlichen Ballast und Ihre Ressourcen dar) von rechts nach links an sich vorbeifahren, und markieren Sie im Geiste jeden Waggon, der in den Recycling-Bahnhof gefahren werden darf. So befreien Sie sich schon einmal mental von vielen Altlasten und Nebenwirkungen in Ihrem Leben, die schon lange nicht mehr zu Ihnen gehören sollten. Die anschließende gesprochene Meditation erledigt alles Weitere für Sie. Danach sind Sie gut genährt und in der Lage, eingelagerte Medikamenten- und Nahrungsrückstände sowie allergie- und entzündungsfördernde Stoffe

---

[*] Kuby, Beate: Lichtmeditation. Heilung aus dem inneren Licht. Schirner Verlag 2012

zu transformieren bzw. auszuscheiden. Trinken Sie bitte vor der Meditation die üblichen zwei Gläser Wasser. Die Prana-Lichtmeditation ist ein energetisch hochwirksames Nahrungs- und Selbstheilungsmittel, völlig frei von Nebenwirkungen und belastenden Inhalten. Ihre Eigenschwingung erhöht sich um einige Stufen.

Prana-Heilung von Tieren, Orten und Gebäuden

Tiere

Wir alle sind mental, emotional und in manchen Fällen auch körperlich mit den Tieren, mit denen wir leben, eng verbunden. Katzen z. B. sind Hüter, Wächter des Platzes, an dem sie leben, vor allem auf der spirituellen Ebene, und können spirituelle Wegbegleiter und Wegbereiter in unserer seelischen Entwicklung sein. Hunde helfen uns, altes Karma zu verarbeiten und abzulegen, und behüten uns auf dem Weg. Pferde schenken uns die Geborgenheit und die Liebe, mit der uns Mutter Erde trägt, und heilen sexuelle Traumata. Vögel verbinden uns mit der kosmischen Energie, dem reinen, freien, unbeeinflussten Geist und allen Gedanken der Freude. Alle Tiere haben ihre eigene Bedeutung im Zusammensein mit uns. Durch die Nähe zum Menschen ist es auch den Tierseelen möglich, zu wachsen, zu reifen und sich weiterzuentwickeln. So haben beide Seiten einen wunderbaren Gewinn aus dem Zusammensein. Oftmals aber befrachten und überlasten wir die Tiere, die uns anvertraut sind, zu sehr mit unseren Schattenseiten. Das macht die Tiere in unserer Umgebung krank, ihr energetisches Gleichgewicht ist gestört. Auch in der Landwirtschaft werden Nutztiere immer wieder krank, auch wenn sie optimal gehalten werden, weil die Energiekörper und die Seelen der oftmals unter traumatischen Bedingungen abtransportierten und geschlachteten Tiere sich immer noch auf den Höfen aufhalten und weiter an ihrem alten Platz auf dem Hof bleiben, wo sie sich in relativer Sicherheit gewähnt haben. Also denken Sie in allen Fällen immer auch bei der Arbeit mit goldenem Prana an die Seelen all der Tiere und auch Menschen, die sich unerlöst noch am Ort aufhalten können.

Orte und Gebäude

Ob es sich nun um den Wohnort, die Wohnung selbst, das Arbeitsfeld oder um einen Platz im Freien handelt, Sie haben ihn bewusst oder unbewusst selbst gewählt und auch alle Ereignisse und Menschen, die damit zusammenhängen. Unaufgelöste karmische Energien von Lebewesen, die sich lange vor unserer Existenz an diesen Plätzen und Orten aufgehalten haben, verursachen bei uns Konzentrations- und Schlafstörungen, Bluthochdruck sowie Kreislaufprobleme, Schwindelattacken und Körpermissempfindungen aller Art. Auch die Sehfähigkeit kann sich rapide verschlechtern, und vor allem systemische Erkrankungen wie Rheuma, Arthritis, Blutkrebs und Allergien treten auf.

Anwendung der goldenen Prana-Heilung in beiden Fällen

Suchen Sie sich für diese Übung einen ruhigen Ort aus, an dem Sie ungestört und sicher sind und keinen Zeitdruck haben. Trinken Sie drei Gläser klares Wasser, denn nur geöffnete Blüten können das Sonnenlicht empfangen.

Übung: Setzen oder stellen Sie sich bequem hin, rufen Sie »Spirit« als das höchste göttliche Sein um Unterstützung an, so sichern Sie sich die Hilfe und Unterstützung der gesamten geistigen Welt, die immer gerne mit uns zusammenarbeitet. Schließen Sie den Energiekreislauf Ihrer Hauptmeridiane Yin und Yang, indem Sie die Zunge an den Gaumen legen und die Fingerkuppen von Daumen, Zeige- und Mittelfinger einer jeden Hand zusammenlegen. Atmen Sie strahlend gold-violettes Prana durch Ihre Fußsohlen und Ihr Wurzelchakra von der Erde ein, füllen Sie sich damit ganz an bis in Höhe Ihrer Solarplexuschakren. Heben Sie nun die Hände über den Kopf, konzentrieren Sie sich auf Ihre Handchakren und Ihr Kronenchakra, und atmen Sie tief gold-violettes Prana aus dem Kosmos ein bis auf Höhe Ihrer Herzchakren. Senken Sie die Arme wieder, und konzentrieren Sie sich nun ganz sanft auf die Mitte Ihres Kronenchakras, wo sich Ihre spirituelle Nabelschnur, die Silber- oder Akasha-Schnur, befindet, die Sie mit Ihrem göttlichen Hohen Selbst verbindet. Pusten Sie gedanklich ganz sanft wie durch einen Strohhalm strahlend silbernes Prana vom Kronenchakra aus durch Ihre Silberschnur hin zu Ihrem Hohen Selbst, bis Sie spüren, dass diese Verbindung ganz frei ist. Sie spüren es an der Klarheit und dem Frieden in Ihrem Inneren. Stellen Sie sich nun neben das betreffende Tier oder an den betreffenden Ort, öffnen Sie Ihre Fingerkuppen, seien Sie sich der heilenden, transformatorischen Kraft von Mutter Erde und des kosmischen Lichts bewusst. Konzentrieren Sie sich auf Ihr Kronenchakra und Ihr Herzchakra, und machen Sie die Prana-Atmung mit gold-violettem Prana. Sie spüren, wie Sie selbst zu einer strahlenden Sonne werden, die immer größer und heller wird und alles, was sie umgibt, in strahlendes, heilendes Licht hüllt. Hüllen Sie die Tiere in Ihrer Umgebung und auch die Orte, die Sie reinigen und heilen wollen, in dieses strahlende und reinigende Licht, bis alle dunkle Materie sich aufgelöst und transformiert hat. Dies können Sie in Form einer inneren Gewissheit spüren, als inneren Friedens, der sich nun in Ihnen einstellt, oder Sie sehen den Prozess vor Ihrem geistigen Auge. Vertrauen Sie Ihrer Wahrnehmung. Spüren Sie nun, ob Sie selbst, das Tier oder der Ort, mit dem Sie gerade arbeiten, noch ein paar ungute Verbindungen belasten. Folgen Sie hier der ersten Eingebung (Inspiration), die zu Ihnen kommt, sie ist immer richtig. Klicken Sie die unguten Verbindungen an den entsprechenden Chakren weg, sagen Sie: »Ich bin ich, und du bist du (oder ihr seid ihr).« Hüllen Sie nun das gesamte Aurafeld von sich selbst oder den betreffenden Tieren oder Orten in einen himmelblauen Schutzschild, so, wie ihn auch unser Planet Erde hat, damit alle guten, festigenden Energien im System bleiben und nicht verloren gehen. Im Anschluss gehen Sie wieder in Ihr eigenes »Ei«, das heißt, Sie danken allen Helfern aus der geistigen Welt für die Heilung und koppeln in Form einer hellen gold-violetten Blase mit himmelblauem Schutzschild den Ort/das Tier von Ihrem eigenen Energiefeld ab (so viele Aurablasen wie nötig). Atmen Sie tief ein und aus, lächeln Sie, und öffnen Sie die Augen. Sie können alle Energiefelder, die Ihnen zu schaffen machen, so behandeln, und Sie werden feststellen, dass sich viele Probleme, die Sie vorher belastet haben, förmlich in Nichts auflösen. Sie werden immer freier, sich dem eigentlichen Sinn Ihres Lebens zu widmen. Viel Erfolg bei der Arbeit, das Leben darf auch leicht sein.

Schlusswort

Liebe Leserin, lieber Leser, liebe Anwender,
möge Ihnen »Der Heiler für die Hosentasche« ein treuer Begleiter sein und Sie, so schnell Sie es erlauben, in die Selbstheilung führen, damit Sie endlich Zeit für das Wesentliche haben: den Sinn Ihres Lebens. Seien Sie stets

in Licht, Kraft und Liebe geborgen, und möge Ihr Weg ein leichter und erfüllter sein. Das wünsche ich Ihnen von ganzem Herzen. Mein ganz besonderer Dank gilt Stefanie Schmidt, die in meiner Praxis ein Praktikum absolviert und mir mit Hingabe, großer Aufmerksamkeit und stets gut gelaunt beim Schreiben dieses Buches geholfen hat. Wenn es ein tatsächlich lebendes Rapunzel gäbe, wäre Steffi die schönste Inkarnation, die ich mir denken könnte. Ferner gilt mein Dank meinen Lehrern, meinen Schülern, meiner wunderbaren Familie, meinen Tieren, der Natur, den Engeln, den Helfern aus der geistigen Welt, Mutter Erde und dem Kosmos und dem wunderbaren Ehepaar Schirner, die den Schirner Verlag aufgebaut haben und in ihrer Tätigkeit zwei Engel auf Erden sind, und auch meiner Lektorin Claudia Simon gilt mein Dank.

Über die Autorin

Beate Kuby wurde 1960 geboren und ist diplomierte psychoanalytische Kunsttherapeutin. Seit 1996 betreibt sie eine Praxis in Darmstadt. Beate Kuby arbeitet ganzheitlich psychosomatisch, energetisch und auch medial als Heilerin und Therapeutin für Mensch, Tier und Natur. Sie hat ein großes Repertoire an eigenen Methoden entwickelt, die sie lehrt und in Seminaren weitergibt.

Beate Kuby ist außerdem freie Autorin und Moderatorin sowie Coach in ganzheitlicher Unternehmensberatung. Ihr Beruf ist ihre Berufung, deshalb hilft sie auch anderen Menschen, in ihre Berufung zu gelangen und den Sinn ihres Lebens zu begreifen.

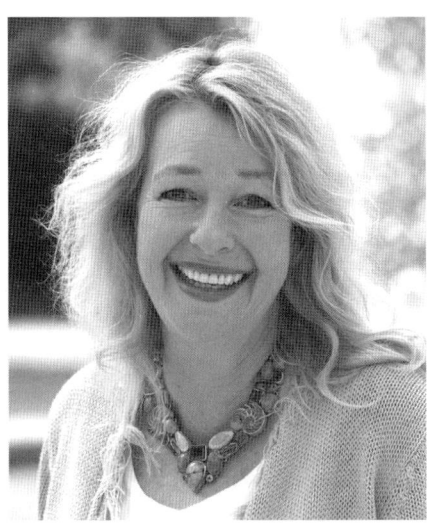

Anhang

Behandlung anderer Personen mit goldenem Prana

Zur Behandlung anderer Personen mit goldenem Prana und anderem farbigen Prana rate ich Ihnen, einen Grund- und Aufbaukurs in Prana-Heilarbeit bei mir oder anderen Prana-Lehrern zu besuchen. Sie sind damit auch in der Lage, professionell in eigener Praxis Prana-Heilarbeit anzubieten. Ihre Eignung zur Teilnahme an den Kursen besprechen Sie bitte mit mir oder Ihrem jeweiligen Ausbilder. Das Buch, das Sie in der Hand haben, ist mit voller Absicht ein Buch, das Ihnen ausschließlich Hilfe zur Selbsthilfe anbietet.

Wie oft stürmen wir los und verschenken das, was wir erhalten haben, gleich wieder an andere, um Anerkennung zu finden oder um zu helfen? Sie selbst sind aber der wichtigste Mensch in Ihrem Leben, und in Achtung und Respekt vor Ihrer eigenen Natur sollten Sie zuerst sich selbst kurieren und ohne Bedingung und ohne Preis annehmen lernen, bevor Sie diese wertvolle Erfahrung mit anderen Menschen teilen und weitergeben. Vielleicht werden Sie eines Tages selbst zum Lehrenden. Der Weg der Arbeit mit Prana ist eine einzigartige Möglichkeit, die Selbstentwicklung in ungeahnter Weise zu beschleunigen und zu fördern. Sie sind dabei, deshalb halten Sie dieses Buch in Ihren Händen. Nutzen Sie es für sich selbst.

Goldenes Prana: Fluid-Energie-Produkte

In der Fort- und Weiterentwicklung der Prana-Forschung und der Programmierung von Produkten mit Prana ist es uns gelungen, Prana in einem stabilisierten Zustand einem feststofflichen Träger zu übermitteln. So ist es jetzt möglich, Heilmittel, aromatherapeutische und Kosmetikprodukte sowie persönliche Heilsteine und -ketten mit stabilisiertem Prana zu energetisieren. In Zusammenarbeit mit Naturkosmetikern und Aromatherapeuten konnten so aus reinen, hochwertigen Naturstoffen energetisierte Kosmetikprodukte geschaffen werden. Sie sind selbstverständlich frei von Konservierungsstoffen und chemischen Mitteln, abgefüllt in Violett-Glas-Behälter, um die enthaltene Schwingung zu stabilisieren. Sie werden erst nach Bestellung hergestellt und auf Wunsch kostenlos auf den einzelnen Kunden eingeschwungen. Die Lieferzeit beträgt daher ca. 14 Tage. Die Produkte sind sehr sparsam im Verbrauch, hochwirksam und enthalten alle Informationen, die das Gewebe wieder an seine natürliche Funktion erinnern. Bisher sind lieferbar:

Auraschutz-Sprays (für Erwachsene Tag und Nacht, für Kinder ebenfalls Tag und Nacht); die Auraschutz-Sprays werden nach individuellen Angaben hergestellt und auf die einzelne Person abgestimmt. Setzen Sie sich hierzu am besten mit mir persönlich in Verbindung.
Aurabalance-Spray

Wenn Sie Fragen und Anregungen haben, können Sie mich gerne anrufen oder mir schreiben.
E-Mail: beatekuby@gmx.de
Telefon: 06151/1305820

Ebenso von der Autorin erschienen im **Schirner Verlag**

Materielle Selbstermächtigung
Vom erlösten Umgang mit Geld und Materie

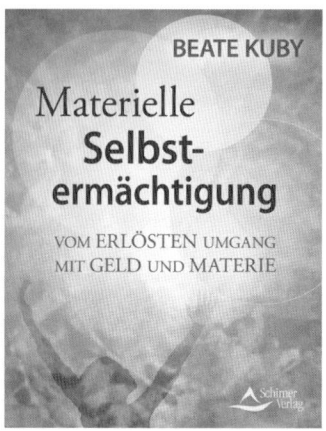

Das Buch:
978-3843-4-1068-7

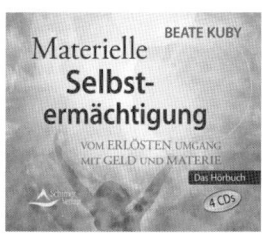

Das Hörbuch:
978-3843-4-8229-5

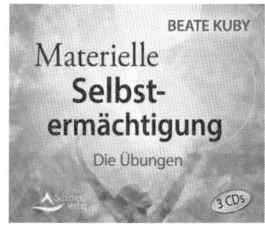

Die Übungen:
978-3843-4-8228-8

Wir entwickeln uns geistig und spirituell stetig weiter. In unserem Denken über Geld und materiellen Besitz begehen wir jedoch immer wieder dieselben Fehler, die uns irreleiten und einschränken. Ein Großteil unserer Lebenskraft wird dadurch gefangen gehalten und gelangt nicht zur Entfaltung. Doch wir können etwas dagegen tun. Der Aufwand ist gering, und der Gewinn ist Freiheit.

Leben Sie Ihr Recht, gehen Sie in die Selbstermächtigung!

Beate Kuby zeigt Ihnen, wie Sie sich von alten Denkweisen befreien und einen entspannten Umgang mit Geld und materiellem Besitz entwickeln können. Zahlreiche Übungen und Anleitungen unterstützen Sie dabei, Vorurteile abzubauen, Prägungen zu lösen und sich endlich materiell zu ermächtigen.

Sie leben jetzt, schieben Sie es nicht auf!